上海交通大学—耶鲁大学卫生政策联合研究中心研究成果

公益性与财政投入：
我国城市社区卫生服务机构的
改革方向与可行性论证

赵大海 著

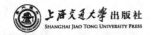
上海交通大学出版社
SHANGHAI JIAO TONG UNIVERSITY PRESS

内容提要

本书选择了城市社区卫生服务机构为研究对象,基于公共经济学与公共管理学的基本理论,前期国内外研究成果和世界上主要发达国家基层医疗卫生机构公益性运行的共同特征与普遍规律,对我国城市社区卫生服务机构公益性运行进行了科学界定,对我国城市社区卫生服务机构的改革方向及其可行性进行了论证。本书的主要结论与政策建议对我国医疗卫生体制改革和社会体制改革会起重要的借鉴和参考意义。

本书可作为公共管理、卫生管理学专业的本科生、研究生、学者以及医疗卫生机构、医疗卫生行政部门和公共财政部门管理者的重要参考书。

图书在版编目(CIP)数据

公益性与财政投入:我国城市社区卫生服务机构的改革方向与可行性论证/赵大海著.—上海:上海交通大学出版社,2018

ISBN 978-7-313-19677-4

Ⅰ.①公… Ⅱ.①赵… Ⅲ.①社区卫生服务-医药卫生组织机构-体制改革-研究-中国 Ⅳ.①R197.61

中国版本图书馆 CIP 数据核字(2018)第 151323 号

公益性与财政投入:我国城市社区卫生服务机构的改革方向与可行性论证

著　　者:赵大海
出版发行:上海交通大学出版社　　　　　　　　地　　址:上海市番禺路 951 号
邮政编码:200030　　　　　　　　　　　　　电　　话:021-64071208
出 版 人:谈　毅
印　　制:虎彩印艺股份有限公司　　　　　　经　　销:全国新华书店
开　　本:880mm×1230mm　1/32　　　　　印　　张:4.75
字　　数:111 千字
版　　次:2018 年 7 月第 1 版　　　　　　　印　　次:2018 年 9 月第 2 次印刷
书　　号:ISBN 978-7-313-19677-4/R
定　　价:68.00 元

自　序

公益性、财政投入和医疗卫生政策都是公共管理学研究的核心领域。对于我本人而言,在这三个方面已进行了多年的研究尝试和探索。在 2004 年我以第一作者曾发表过题为"结核病与贫穷"的文章。诚然,十余年之前,我的研究正处于萌芽阶段,论文肯定存在不少缺点,但这正是我在该领域研究的起点。与此同时,该篇论文的被引量超过了 60 次,这给了我在该领域进一步深入研究的勇气和信心。从此之后,医疗卫生的财政投入问题就成了我最重要的研究方向之一。接下来,我均以独立或第一作者在《财政研究》、《甘肃社会科学》、《浙江大学学报(人文社科版)》、《上海交通大学学报(哲学社会科学版)》和 *Frontiers of Medicine*、*Chinese Medical Journal* 等杂志发表了多篇关于医疗卫生财政和医疗卫生公益性的论文。除了在该领域发表论文之外,我先后主持了与医疗卫生财政投入有关的上海市晨光学者计划、教育部人文社科基金项目和国家社科基金等多个研究项目。与此同时,教育部人文社科和国家社科基金均基于城市社区卫生服务机构来探讨财政投入与公益性运行的关联。目前,该两个项目均得到了立项单位的结项。教育部人文社科基金项目由教育部给予了"免予鉴定",而国家社科基金项目被评为良好的结项等级。

正是基于在该领域十余年的研究积累，尤其是教育部人文社科基金和国家社科基金项目的高质量完成，才得以让我有信心来撰写这部专著。除此之外，本专著部分内容与国家社科基金项目的结项报告有所重叠。由于国家社科基金项目的严格规定，即只有国家社科办批准结项之后，才可以将研究报告出版。因此，本书的出版比预期要推迟了一段时间。即便如此，本书所提出的核心观点依然是前瞻性和创新性的。具体而言，基于科学与严格的逻辑推理，本书所提出的免费或极少费用的基本医疗卫生服务提供是城市社区卫生服务公益性运行的核心特征和公益性改革的目标；基于医疗联合体的框架，取消大医院的基本医疗服务功能，将其现有开展基本医疗服务的医务人员和设备等以"参股""托管"等多种方式划转给城市社区卫生服务机构，将城市社区卫生服务机构与大医院的竞争关系转变为合作关系。本书的核心观点在该领域前期研究当中大多未曾涉及，因而难免显得有些突兀。习近平总书记曾提到"医疗卫生体制改革是世界性难题"，而破解世界性难题，更需要举重若轻、化繁为简。鉴于此，为了保证本书观点与结论的严谨、可行、可重复和易理解，本书删除了原先国家社科基金结项报告中的数学模型及其相关内容，将推理所应用的绝大部分数据均替换为公开的国家卫生与计生统计年鉴、财政统计年鉴以及地方财政公报等数据。本书力求以简洁的语言和简明的推理，让读者较为容易地理解本书的观点和作者的意图。

自 2012 年至今，我在上海交通大学连续讲授了公共管理专业的本科生必修课程《公共经济学》和公共管理硕士课程《公共管理学》这两门公共管理专业的核心课程（2016～2017 年，由于本人在耶鲁大学访问，未担任这两门课程的教学）。这两门课程的多年教学让我受益匪浅。公共经济学又可称之为财政学，这门课程的教学让我对财政收入与支出的基本原理、依据、水平和方法等了然于胸,也对世界各国的财政投入有了较好的掌握。鉴于此,在本书的第三章,基于公共经济学的基本原理和方法,我对世界上最主要的15个发达国家的基层医疗卫生系统运行,尤其是各国政府对其财政投入的共同特征和规律进行了提炼,从而为我国社区卫生服务机构公益性特征的界定、财政投入的依据和方法,以及其改革的方向提供重要的思路借鉴和参考。此外,对《公共管理学》的多年教学,以及与十余个不同班级在职政府工作人员的沟通和交流,让我理解了基层医疗卫生机构改革,乃至整个公共政策领域改革的最大难点正是政府与市场的关系。二者关系如何处理,虽然在理论上甚至党和国家有关的政策方面已有了清晰的界定,即市场在资源配置中起决定性作用;然而,在实践中,二者关系的处理却绝非这么简单。因而,在本书的第四章,基于公共管理学的基本原理,我采用了自"二战"以来的英美两国基层医疗卫生系统改革进程,翔实地阐述了政府与市场的关系,以保证本书对社区卫生服务机构改革的有关政策建议的科学性与可行性。

从本书撰写的第一个字到初稿的完成,均是我在耶鲁大学访问时所进行的。自2016年8月开始,我在耶鲁大学担任了访问副教授。在美国医学科学院院士、耶鲁大学Anna M. R. Lauder冠名讲席教授、耶鲁大学公共卫生学院时任院长Paul Cleary,耶鲁大学Ira V. Hiscock冠名讲席讲授、耶鲁大学生物统计系主任赵宏宇的联合指导下,我们共同进行了有关公众对医疗卫生系统信任的方法与实证研究,并共同撰写完成了四篇英文论文。在完成了上述研究任务之后,我着手开始了本书稿的撰写。书稿的撰写过程是痛苦的,也是快乐的。我集中精力用了两个多月的时间,完成了本书的初稿。在本书初稿的撰写过程之中,我感谢Paul Cleary

和赵宏宇两位教授的指导,并给予我在耶鲁大学访学和宽松工作的机会。我也感谢我女儿赵禹熙的陪伴。赵禹熙让我在耶鲁的生活倍感充实,也给了我撰写这本书的动力。除此之外,我对耶鲁大学唯一的附属医院耶鲁-纽黑文医院、耶鲁大学和纽黑文市的诊所都进行了多次考察,进一步加深了我对美国医疗卫生机构运行的感性认识,丰富了我对于本书部分章节的撰写。

从耶鲁大学返回上海交通大学之后,我对本书的初稿暂时放置了一段时间。除了一方面等待国家社科规划办对我原先以这本书初稿部分内容为研究报告的鉴定之外;另一方面,我也希望在撰写完这本书初稿之后,可以让我清空撰写这本书的思路去做另一个方向的研究,然后再冷静和客观地来修改本书。自本书初稿完成之后的很长一段时间,我一直在进行有关公众或患者对医疗卫生系统的信任研究。公众对医疗卫生系统的信任研究与医疗卫生财政投入研究,原本就是我最主要的两个研究方向,也是我将公共政策、公共经济与卫生政策得以连贯起来的两条主线。自获知国家社科规划办对于我提交的结项报告给予了准予结项并获得了良好的结项等级之后,我又将书稿重新拾起来,几易其稿。我努力使得本书能够准确与完整地表达我对于我国医疗卫生机构公益性运行及其相应财政投入机制的观点及其推理的逻辑。当然,限于本人水平,本书难免有不足或错误之处,我欢迎各位同行和读者对本书批评指正。

本书的目标正是基于相应的公共经济学与公共管理学基本理论、前期国内外研究成果和世界上主要发达国家基层医疗卫生机构公益性运行的共同特征与普遍规律,研制出我国城市社区卫生服务机构公益性运行的界定,并提出实现该公益性运行的财政投入机制及其相关配套政策,以切实保障我国社区卫生服务机构的公益性运行。因此,本书适合公共管理、公共经济学、卫生管理学专业的本科生、研究生,该领域的研究者,医疗卫生机构的管理者、从业者,医疗卫生行政部门、公共财政部门的负责人阅读和参考。

在上海交通大学和耶鲁大学各位领导和同仁的关照之下,上海交通大学——耶鲁大学卫生政策联合研究中心于 2018 年成立。本书也成为了上海交通大学——耶鲁大学卫生政策联合研究中心的第一部专著。医疗卫生财政投入领域的研究,必将是该联合研究中心的重点研究领域之一。对于我本人而言,我一定会继续将医疗卫生财政投入的研究更为深入地进行下去,以期不断丰富该领域的理论和实证研究,为推动该领域的研究进展和实现我国"人人享有基本医疗""公众信任医生""医生悬壶济世"的医疗卫生系统公益性运行贡献自己的力量。

赵大海

2018 年 4 月 23 日于上海交通大学徐汇校园

目　录　Contents

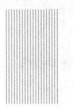

第一章

该领域国内外研究现状与进展

本章对该领域的国内外研究进展进行综述,以期为本研究的思路设计和具体研究开展提供基础和参考。国外研究的梳理以 Google Scholar 在美国耶鲁大学图书馆系统的客户端为主进行检索该领域有关的英文文献(受限于语言,本文对于外文文献的梳理仅限于英文)。此外,检索的关键词包括了 primary care 或 community health 等。国内研究的梳理以中国知网为主要的数据库(上海交通大学图书馆的资料检索入口)进行检索,其检索关键词或全文包含"社区卫生"。有鉴于英文文献的"primary care"大多未将城市和农村分开,而中文文献则完全是有关城市社区卫生服务中心的文献,因而,本章首先将国外和国内的文献梳理后分开单独进行介绍。在此基础上,又对国内外该领域研究的共同点和分歧进行了阐述。

一、国外基层医疗卫生的研究进展

据 Google Scholar 在美国耶鲁大学图书馆系统的客户端的文献数据库提示:有关"primary care"的英文文献可以用"汗牛充栋"

来形容；由此可见，国外学者在该领域已进行了丰富的研究。对其研究，大致可分为如下四个方面。

1. 发展基层医疗卫生的重要性和意义

各国学者在该领域已达成的广泛共识是基层医疗卫生是医疗卫生系统有效运行的关键[5-7]。与此同时，发展基层医疗卫生服务也被普遍认为是实现人人享有基本医疗卫生服务、实现基本医疗卫生服务均等化的重要且不可或缺的途径[8-11]。

当然，发展基层医疗卫生的重要性和意义，已不仅局限于学术界的广泛共识，各国的公共政策和卫生政策制定者们也充分意识到了发展基层医疗卫生对该国医疗卫生系统改善的意义。具体表现在：世界卫生组织 2008 年的年报标题"基层医疗卫生比过去以往更为重要"，清晰地向世界各国阐述了基层医疗卫生的重要性。① 此外，在第 62 届国际卫生大会上，各 WHO 成员国均接受了编号为 WHA62.12 的法案，该法案正是通过发展基层医疗卫生来完善各国医疗卫生系统②。

2. 基层医疗卫生机构研究的范畴和宽度

据基层医疗卫生研究的范畴和宽度的文献综述提示：各国英文文献主要聚焦于基层医疗卫生发展的十个方面进行了研究，具体为：机构的治理结构，经济状况，人力资源发展以及医疗服务的可及性、持续性、协调性、全面性、公平、质量和效率[12]。本章仅选取机构的治理结构、经济状况和医疗服务的质量三个方面进行简要介绍。

（1）基层医疗卫生系统的治理。具体研究的内容包括了如下

---

① http://www.who.int/whr/2008/en/

② http://ec.europa.eu/health/programme/policy/index_en.htm

几个方面:基层医疗卫生发展的目标、基层医疗卫生机构在医疗卫生系统的角色和地位、服务公平可得性的政策、政府与市场的关系、质量管理的框架、适宜技术和患者的权益等。[13-16]

(2)基层医疗卫生机构的经济状况研究。具体研究的内容和角度包括以下几个方面:卫生筹资(为绝大部分人口的卫生筹资方法:税收、医疗保险和个人自付);卫生费用(基层医疗卫生机构的医疗总费用);医务人员的收入方式(具体的方式为:按照项目收费、人头收费、工资收费或混合模式等);医务人员的收入总量(基层医疗卫生机构医务人员与专科医生的年收入比较等)[17-20]。

(3)基层医疗卫生服务的质量研究。具体的研究内容包括:医疗服务提供者的处方行为研究(如处方开具的频率研究);诊断和治疗的质量(如可避免的某类疾病的复发率等);以及公共卫生服务提供的质量评价(如妇幼保健的质量评估)[21-25]。

如上所述,英文文献对于基层医疗卫生机构的研究涉及范围已非常广泛,几乎涉及基层医疗卫生机构运行的每一个角度和方面;与此同时,在具体的研究方面均已进行了较有深度的研究。因而,该领域的大量英文文献研究,必然为研究的思路设计和开展将提供重要的基础和参考。

3. 基层医疗卫生机构的公益性质

向居民免费或以较低价格提供基本卫生服务的公益性质是各国基层医疗卫生服务机构的共同特征[26-28]。学者们基于基层医疗卫生服务是否具备公共产品的属性要求依然有所争论,甚至更倾向于不属于公共产品。然而,各国均将基层医疗卫生服务作为公共产品向全民或社会上的弱势群体进行免费或近乎免费的提供。诚然,各国在基层医疗卫生服务提供的形式和规模等也均有所差异。本书的第三章将对各国基层医疗卫生机构的共同特征与发展规律进行归纳和分析，在此不再赘述。

4. 基层医疗卫生机构的经济状况是该领域研究的热点和焦点

前文已提及，该领域的大量文献基本聚焦于基层医疗卫生发展及其机构运行的十个维度。然而，经济状况的研究在该领域研究之中具有较为突出的地位。具体表现在以下三个方面。

（1）大量学者认为经费不足是限制各国当前基层医疗卫生服务发展的首要原因[29-32]（Taylor，2001；Boehm，2005；Lewin，2007；Erler，2011）。其主要依据在于基于人口老龄化、新的医疗技术的不断更新直接造成了世界各国，尤其是发达国家医疗费用的快速上涨，进而社区卫生服务的支出也必然大幅度增加，并且社区卫生服务支出的增长远高于各国的中央或联邦和地方财政收入的增长速度。因而，作为主要依赖于财政投入而提供服务的社区卫生服务机构，其发展受到了极大的限制。

（2）除了医疗保险制度的支撑之外，社区卫生服务机构的财政投入应由地方和中央或联邦政府共同承担的观点也为大多数国外学者所支持。该观点主要可表述为：以英国为代表的完全由中央政府负责其投入的国家，随着人口老龄化的加剧和卫生费用的增长，社区卫生机构的支出对中央财政已造成了较大压力。[33,34]（Boncz，2006；Wilson，2012）；以西班牙为代表的由地方政府负责其绝大部分投入的国家，由于不同地区对其投入的能力具有较大差异，各地居民对基本卫生服务利用的公平性受到较大影响[35-37]（Wyss，2000；Bohigas，2008；Saltman，2008）。

（3）除上述国外学者在该领域研究已达成的共识之外，对于基层医疗卫生机构财政投入的依据和标准尚有待于进一步明确[38-40]（Mills，1994；Klein，2010；Gorsky，2011）。具体表现在：

基于不同的财政投入或收入补偿方式,对于基层医疗卫生机构医务人员工作动机和激励存在着较大的不同;与此同时,如何控制医疗费用的过快增长进而导致的财政投入压力,也是各国亟待解决的问题[41]。

由上述可知,国外学者围绕基层医疗卫生机构的运行与发展已进行了大量卓有成效的研究。更为重要的是,国外学者们也在基层医疗卫生机构运行的多个方面达成了共识。本研究将充分吸取国外学者们研究的共识,将其应用于我国城市社区卫生服务中心运行机制的研究。此外,对于国外学者们提到的进一步研究的内容和方面,我们也将结合我国社区卫生服务中心的现状进行深入研究,为国外该方面的工作提供参考。

诚然,此处只是对于国外文献进行了大致的梳理和综述,对于各国基层医疗卫生系统的运行实践及国外学者较为细致和针对性的评论,请见本书的第三章和第四章,在此不再赘述。

二、国内学者在该领域的研究进展

国内学者在该领域也进行了大量的前期研究。本章将其大致分为了如下三方面。

1. 社区卫生服务机构的公平性、效率及其评价研究

孟庆跃(2007)对我国卫生保健体制改革与健康公平的论述中提到:我国健康不公平问题出现加剧趋势,地区间和人群间的健康差异和卫生服务可及性差异,已发展到非解决不可的地步;与此同时,发展基层医疗卫生是解决我国健康公平性的首要途径[42]。除此之外,大量学者对我国城市社区卫生服务机构的资源配置公平性也进行了研究。张雪莉(2012)通过对 2005—2010 年社区卫生

服务机构的机构、床位、卫生人员等数据的分析指出全国社区卫生资源按人口配置具有较高的公平性，而按地域配置则显示出高度不公平的结论[43]。张秀敏（2009）采用社区卫生服务人力资源的人口分布基尼系数对大庆市 169 家社区卫生服务机构的人力资源开展普查并进行了公平性分析[44]。程锦泉（2006）利用洛伦兹曲线和基尼系数对深圳市社区的卫生服务的机构数和设备数在人口配备方面的公平性进行了分析[45]。姚云（2010）也利用洛伦兹曲线和基尼系数对湖南省城市社区人力资源配置的公平性进行了评价，并得出了人口公平优于地理公平的结论[46]。袭燕（2018）运用洛伦兹曲线、基尼系数和泰尔指数对山东省社区卫生资源配置与利用进行了公平性分析，得出了全省社区卫生服务中心卫生服务利用不足，床位配置公平性差，卫生人力资源匮乏，全科医师配置公平性需改善等结论[47]。

对于城市社区卫生服务机构的效率研究主要是运用了数据包络分析（DEA）的方法，对其进行的一些实证研究。王高玲、田大将（2014）对全国各省的社区卫生服务机构 DEA 值进行了测算与排序，并得出在全国 30 个省（市、区）中，16 个省 DEA 无效的结论[48]。郭振（2012）对山东省社区卫生服务机构进行分析后发现：山东省超过一半的社区卫生服务机构效率低下[49]。任光祥（2014）、刘冬梅（2015）、孟亚苹（2017）分别对贵州省、天津市和北京市的社区卫生服务机构的运行效率也进行了分析[50-52]。此外，还有学者从财政投入的角度探究社区卫生服务的公平与效率。

除此之外，在社区卫生服务机构绩效评估指标体系方面也进行了一定的研究。最有代表性的是，梁万年、王红、杨兴华（2002）利用德尔菲专家咨询法建立了一套针对城市社区卫生服务绩效评估的评价指标体系（5 项一级指标，共 126 项指标），并抽取了部分城市的社区卫生服务机构对该指标体系的适用性和可操作性进行了评估[53]。

2. 社区卫生服务机构的经济状况、财政投入依据与政策研究

多位学者基于定量与定性研究的方法,对我国社区卫生服务机构的收入来源、类别和依据等进行了研究。鲍勇、龚幼龙(2000)[54],孟庆跃(2003)将社区卫生服务机构的经费来源归纳为:政府财政拨款、社会医疗保险、卫生服务收费、社区筹资和各种形式的捐赠[55]。在此基础上,多位学者对社区卫生服务机构的财政投入进行了分析,并均得出了财政投入不足的结论。譬如,赵秀萍(2007)指出:政府的社区卫生责任不明确,财政投入力度不足,财政补偿方式不完善等[56]。朱迎新、谈春艳(2013)也认为政府对社区卫生服务机构的投入不足,缺乏持续稳定的财政补偿机制,应强化政府职能,加大对社区卫生服务机构的财政投入[57]。

对于社区卫生服务机构的财政投入依据研究方面,多位学者均提出了应基于医疗卫生服务成本核算的方式对其进行财政投入(程晓明,2004;陈文,2003;线春艳,2014)[58-60]。在此基础上,周勇(2006)提出基于社区卫生服务机构所提供的纯公共产品和准公共产品的分类,根据对社区卫生服务项目的成本的科学测算,结合不同地区的经济发展和财政能力来确定公共卫生财政的补助范围,进而制订卫生服务的收费价格,以此完善社区卫生服务机构财政的投入依据。此外,陆方、桑秀燕(2013)基于具体的社区卫生服务机构成本测算结果提示:财政拨款不足以弥补医疗卫生服务成本,建议加大政府的财政投入力度[61]。

3. 社区卫生服务机构的公益性改革研究

上述两个方面的研究主要聚焦于社区卫生服务机构的一般运行而言的,随着我国有关社区卫生服务机构公益性改革的政策文

件，尤其是"新医改意见"的出台，大量学者聚焦于社区卫生服务机构的公益性运行进行了研究。

(1) 医疗卫生服务公益性的相关界定。多位学者从不同的角度对医疗卫生服务的公益性进行了解释。诚然，国内文献对其解释，主要聚焦于医疗卫生服务或公立医院的公益性运行，而非专门为社区卫生服务机构的公益性运行，但医疗卫生服务的"公益性"界定应是基本一致的。钱军程、孟群(2014)认为公益性中的"公"指公众，"益"是指受益，意为人人都能受益，医疗卫生事业的公益性是指人人有机会获得相应的基本医疗卫生服务[62]。此外，李玲(2010)认为公益性是指医疗机构的行为和目标与政府意志相一致，且须体现出其公平可及性、效率和政策性职能[63]。刘世彧(2011)认为社区医院的公益性应该体现在为民众提供优质、价廉、方便、快捷、连续和综合的基本医疗卫生服务和公共卫生服务[64]。吴敬琏(2012)把"公益性"的内涵归结为：非营利性、以促进公众福利为宗旨[65]。雷海潮(2012)提出将公益性划分为自然公益性和衍生公益性，认为自然公益性是指救死扶伤、人道主义精神等基本属性；衍生公益性是指政府通过公共政策为居民看病提供更廉价、可及的卫生服务[66]。在此基础上，陈英耀(2012)采用德尔菲专家咨询法提出了一套公立医疗机构的评价指标体系，但该指标体系主要侧重于公立医院[67]。

(2) 社区卫生服务机构公益性改革的初步评价。孟庆跃(2012)、李玲(2013)等通过实证调查研究认为，自 2009 年关于深化医药卫生体制改革的意见开始实施以来，我国社区卫生服务机构的公益性改革取得了明显进步，各区(县)对其所属的社区卫生服务机构的财政投入有了明显增加；截至 2011 年，全国的社区卫生服务机构开展的基本公共卫生服务都已按照所服务的人头数量进行了一定的专项财政补偿[68]。赵大海（2013）认为我国社区卫生服务机构的功能已经定位为公益性机构，通过对医改前后社区卫生服务机构运行状况的比较和分析，发现社区卫生服务机构的公益性改革取得了一定的成绩，主要体现在公共服务的免费提供方面，在此基础上探讨了进一步完善社区卫生服务机构公益性的配套政策[69]。

（3）药品零差率政策的有关研究。药品零差率政策是近年来被认为社区卫生服务机构公益性改革的主要标志。多位学者针对该政策的实施进行了深入研究。大部分学者通过定量与定性研究均认为：社区卫生服务机构的药品零差率政策的实施效果不太理想。宁博（2011）对山东省社区卫生机构实施基本药物制度的调查结果显示：与基本药物销售数量挂钩的财政补助政策，没有完全阻断"以药养医"的现实[70]。宋渝丹（2011）认为药品零差率政策的实施存在社区卫生服务机构"变相加成"现象，监管不到位。赵大海（2011）指出，在药品零加成的情况下，由于医患双方的信息不对称，社区卫生服务机构及其医务人员通过增加检查、化验等医疗服务，来弥补由于药品零加成的收入损失，进而导致医疗费用居高不下[71]。王新茂（2014）通过探讨药品零差率对社区卫生机构收支结构的影响发现，由于药品的利润大幅减少，机构的运行出现了困难以及医疗服务的效率下降等问题[72]。夏林兵（2010）也提出加大政府监管、财政投入和重视配套政策的制定与落实等措施是促进"零差率"政策更好实施的必要手段。除此之外，刘璐（2013）认为药品零差率政策的执行效果关键取决于基本药物各环节政策的综合协同效应，必须在药品生产、招标、采购、零差率销售等各方面进行综合监管才能确保群众对廉价药品的可获得性[73]。

（4）"收支两条线"的财政管理制度的研究。收支两条线制度被认为是实现社区卫生服务机构公益性运行的重要财务手段和方式。鲍勇（2007）、顾昕（2008）、孙晓明（2010）等对社区卫生机构"收支两条线"的理论研究表明："收支两条线"是实现基层医疗机构补偿机制改革的主要路径[74-76]。刘亚军（2010）对北京市社区卫生服务中心"收支两条线"政策实施给予了积极的评价[77]。与此同时，也有学者对"收支两条线"在社区卫生服务机构的实施持不同意见。左根永（2012）通过对安徽省和山东省进行实证考察，指出"收支两条线"管理容易导致"养懒人"现象；补偿责任大部分在县级财政会造成补偿额不足且不公平等问题[78]。张敏华（2012）指出上海市徐汇区社区卫生服务中心实行"收支两条线"管理存在没有充分发挥保证资金流向以及激励作用等问题[79]。

（5）医疗联合体的研究。近年来，医疗联合体在上海等大城市进行了试点。2017年国务院发文要求2020年实现全国所有城市的医疗联合体工作，而医疗联合体也被认为是推进社区卫生服务机构公益性运行的重要手段。学者们在上海等大城市医疗联合体试点的基础上对其也进行了一定的研究。梁鸿（2013）提出构建医疗联合体是未来医院集团化的基础探索，是建立有序、有效的社区医疗卫生服务体系的必经之路，可以与基层医疗机构之间进行公益目标明确、布局合理、富有效率的分工协作。陈丽娜（2016）认为构建医疗联合体，尤其是在社区内构建"一站式的服务中心"可以优化医疗资源的使用、提高医疗服务的效率、增强患者的服务满意度，体现出卫生服务机构的公益性，具有社会效益和经济效益[80]。与此同时，多位学者基于医疗联合体试点的实践提出该方案依然存在不少问题。程跃华（2015）通过对上海瑞金—卢湾医疗联合体模式、镇江康复医疗集团模式、南京鼓楼医院模式进行的比较分析发现：医疗联合体在实际的运行过程中出现了双向转诊不畅通、医疗联合体内部成员之间利益冲突及治理结构不完善等方面的问题[81]。李立平(2015)认为构建医疗联合体过程中存在的突出问题是:各等级医院之间的利益无法统一;医疗卫生知识没有普及,社区首诊无法实现;转诊的标准未统一等[82]。梁思园、孟庆跃(2016)指出医疗联合体虽然取得了一定的成效,但是在分工协作模式及治理结构、人才对接、医保对医疗机构和参保患者的引导、双向转诊及信息系统建设等方面均存在较大的问题[83]。

(6)社区卫生服务机构公益性改革的财政投入机制研究。多位学者研究提示:由于财政对药品零差价等公益性改革政策的补偿总量不足,社区卫生机构又通过增加服务种类和数量等方式来维持收支平衡,进而限制了其公益性改革的全面实现[84],[85],[86](胡志,2010;姚岚,2010;杨莉,2011)。赵大海(2013)通过对公益性改革前后的社区卫生服务机构功能比较研究发现:社区卫生服务机构的公益性远未达到全面公益性的程度,其以按照服务项目收费为特征的"创收机制"依然是社区卫生服务机构的核心激励机制,这与公益性机构的特征是背道而驰的。

此外,多位学者研究提示:地方财政对社区卫生服务机构投入的可持续能力不足。具体内容为:社区卫生服务机构的现行投入主要由区(县)级财政承担,由于区(县)级政府财力的弱化与转移支付机制的不健全,区(县)政府对包括基层医疗卫生在内的地方公共服务投入的能力明显不足[87],[88],[89](安体富,2010;贾俊雪,2011;贾康,2011;赵大海,2013);学者们进一步指出:如果基层医疗卫生机构公益性改革形成的机构经费缺口由区(县)级财政全额补偿,必将会对其造成极大压力;而即便区(县)级财政能承担现阶段基层医疗卫生服务"政绩式"改革所需的大规模投入,也不可能长期包办其一切[90](丁宏,2010;梁鸿,2011)。

由上述可知，近年来，我国社区卫生服务机构进行的药品零差价、收支两条线和医疗联合体等改革与研究，均将机构的公益性运行作为了改革或研究的目标与方向。该目标和方向与各国基层医疗卫生机构的运行机制是吻合的，也可初步认为我国社区卫生服务机构当前的改革及其所关联的研究是符合各国该领域的发展方向的。除此之外，我国学者在社区卫生服务机构运行与发展领域所进行的大量研究及其取得的卓有成效的研究结果，必将为本研究的开展奠定良好的前期基础。

三、国内外该领域研究的共同点、区别与我国该领域的研究方向

基于上述国内外该领域研究进展的比较可清晰发现：国内外学者在该领域研究的内容基本是吻合的。具体而言，英文文献所主要聚焦的基层医疗卫生发展的十个方面（机构的治理结构，经济状况，人力资源发展，以及医疗服务的可及性、持续性、协调性、全面性、公平、质量和效率），在我国的社区卫生服务机构改革与发展的研究方面也均有所涉及。与此同时，经济状况的研究又是该领域国内外研究共同的热点和焦点，而且科学的政府财政投入机制均被国内外学者认为是实现基层医疗卫生机构健康运行的重要保障与核心内容。因而，本文认为国内外该领域研究存在着较多方面的共同点。与此同时，基于上述比较也可推断出，国内该领域研究已达到了较高的研究深度。

此外，国内该领域研究与国外研究的最大区别在于：国内尚未有对社区卫生服务机构"公益性"的界定。上文已述，向居民免费或以较低价格提供基本卫生服务的公益性质是各国基层医疗卫生

服务机构的共同特征,也得到了国外学界的普遍认可。然而,我国该领域学者虽已涉及到了"公益性"的界定,但尚未有统一的界定,甚至学界对其界定尚存在较大的偏差,更未有将社区卫生服务机构界定为向居民免费或以较低价格提供基本医疗卫生服务机构的报道。正由于该原因,我国当前社区卫生机构"公益性"研究或改革实践,虽均冠以"公益性",但其研究或改革的内容均基于诸如药品零差价、收支两条线等某一个方面进行研究或评论,未有也无法有全面与客观的社区卫生服务机构公益性运行评价研究,甚至所有基于社区卫生服务机构公益性的研究都难以具备充分的科学性。

与此同时,基于我国基层医疗卫生机构(包括社区卫生服务机构)尚未有科学的公益性运行界定,虽然社区卫生服务机构经济状况的研究(尤其是财政投入机制的研究)是国内该领域研究的热点和焦点,但必定难以提出科学与可行的社区卫生服务机构公益性运行的财政投入政策,更不可能实现社区卫生服务机构的真正公益性运行。

基于国内外该领域研究进展,尤其是国内与国外该领域研究的差距发现:我国社区卫生服务机构公益性改革的方向是科学与合理的,但"公益性"的科学界定缺失严重制约了该领域的研究及其改革实践的进程。因而,国内外该领域研究进展提示:基于各国基层医疗卫生机构的共同特征和规律,结合我国社区卫生服务机构的发展现状和研究进展,研制出科学与可行的我国社区卫生服务机构公益性运行的界定必然是我国该领域研究亟待解决的难题。此外,基于研制出的社区卫生服务机构公益性运行的科学界定,结合我国医疗卫生体制、医疗保障体制和财政投入体制的实际,提出实现社区卫生服务机构公益性运行所需的财政投入机制和配套政策也应是未来该领域的研究方向。

第二章

城市社区卫生服务中心公益性运行及其财政投入研究的理论基础

本书的第一章对该领域的国内外研究前沿进行了梳理,部分内容也涉及到了支撑本研究的理论基础。为了保证本研究设计、资料收集、数据分析、结果推理与政策建议等各环节的科学性,本章对本研究的理论基础进行了梳理。当然,对于理论基础而言,基于上文所提及的本研究目的与研究思路,本研究的理论基础主要聚焦于公共管理、公共经济与公共政策领域。与此同时,由于不同学科或同一学科不同流派学者们之间观点的相似,各理论基础之间可能并不是完全独立和分割的。此外,不同学科或不同流派之间在该领域相互矛盾的理论,本章未再具体介绍,也没有将其应用于本研究的具体研究开展之中。另外,本章除了对理论基础进行介绍之外,对于本研究所应用的主要概念的界定也一并进行了介绍,而在后续章节将不再赘述。

一、城市社区卫生服务中心有关的界定

社区卫生服务中心(community health center),在国际范围

内，也称之为：卫生保健中心（healthcare center）或卫生中心（health center）。其界定为：由一群全科医生和护士组成的，为某一个固定区域内的居民提供医疗保健服务的门诊网络。至于社区卫生服务中心所具体开展的医疗保健服务的种类，不同国家，甚至同一国家的不同机构之间，具有较大差异。总体上，对于全民医疗保险的国家，大部分居民都使用社区卫生服务中心；而对于非全民医疗保险的国家，该机构主要是面向那些未有医疗保险者、低收入者等弱势群体。

此外，社区卫生服务中心在各国又均隶属于基层医疗卫生机构。基于 1978 年世界卫生组织的阿拉木图宣言所呼吁的"初级卫生保健是实现全球'人人享有卫生保健'目标的关键和基本途径"，各国的基层医疗卫生机构，虽然在形式和规模上具有一定的差异，但在本质上又是一致的，而且称谓上也统一为 primary care（初级保健机构）。根据翻译习惯和我国医疗卫生系统的实际状况，本文依然称之为基层医疗卫生机构。因而，我国基层医疗卫生机构和各国所用的 primary care 是一致的。为便于国际间的比较，本文对世界各国社区卫生服务中心运行的共同特征和规律的归纳与概括，统一使用了"基层医疗卫生机构"这个概念，即 primary care，而非单纯是社区卫生服务中心。具体内容见第三章和第四章。

前文已述，对于中国而言，社区卫生服务机构主要限于城市地区；在农村，基层医疗卫生机构一般指乡镇卫生院。对于社区卫生服务机构的界定，一般采用原国家卫生部的《关于发展城市社区卫生服务的若干意见》（1999）对社区卫生服务机构的界定。具体内容为：社区卫生服务机构是由地方人民政府领导、全社区参与、上级医疗卫生行政部门指导，以基层卫生服务机构为主体和全科医师为骨干，合理使用适宜技术，以满足社区居民的基本卫生服务需求为目标的基层卫生服务组织和机构。据《国家卫生和计生统计年鉴》显示：2016 年我国城市地区共有 8 918 所社区卫生服务中心和 25 409 所社区卫生服务站。

城市社区卫生服务机构原则上包括了社区卫生服务中心和社区卫生服务站两类机构。由于前文所述的原因，即社区卫生服务站隶属于社区卫生服务中心，规模一般较小且相当比例为非公立机构；然而，本研究主要拟探讨的是各级公共财政对社区卫生服务机构的投入问题。因而，本书对于社区卫生服务机构的界定特指社区卫生服务中心而不包括社区卫生服务站。

二、"公益性"有关的理论基础

"公益"一词，一般认为是在 1919 年"五四运动"之后才在我国开始出现。虽然未有统一的诠释，但通常被认为是"公共利益"的简称。近年来，"公益"这个词在我国各领域都有了较为广泛的应用，也派生出了诸如"公益性"、"公益事业"、"公益法"等词。

1. 公益性理论（public interest theory）

在经济学领域，"公益"一直被界定为"公共利益"（public interest）。公益性理论是由福利经济学家庇古（Arthur Cecil Pigou）（1920）所首先提出的一个经济学理论[91]。庇古认为：规章制度可以响应公众的需求而应用于纠正没有效率或不公平的市场机制行为；而这些规章制度是有利于社会总体而不是特殊的小部分人的利益的。与此同时，规章制度的制定者就是公共利益的代表而不是私人利益的代表。该理论的基本假设是：如果没有任何外在干预，市场是脆弱的，很容易导致没有效率和不公平的行为产生；因而，政府被认为是天然的仲裁者。[92]

基于公益性理论,又产生出了管制公益性理论(public interest theory of regulation),该理论主要观点是:管制公益性理论是通过规章制度来保护社会大众利益的理论;该理论不仅认定政府管制者的目标是公众利益的最大化,而且也判定政府管制的实施能够实现公众利益的最大化[93]。实际上,管制公益性理论与公益性理论在本质上是一致的。

诚然,庇古的公益性理论,在某种程度上是对亚当·斯密(Adam Smith)经济学的否定,亚当·斯密认为:如果个人都去追求自己的利益,那么公共利益就可以自动最大化,即个人权利不必让位于公共利益,也称为"经济学第一定律"[1]。此外,公益性理论以及后继的管制公益性理论也遭到了其他流派经济学家们的反对,在此不再赘述。

2. 利他性理论(altruism)

利他性理论,严格意义上是属于社会学的一个理论,是以社会学或社会心理学为主的一个多学科交叉的理论。该理论是由Auguste Comte首先用"利他性"来描述"为其他人的利益而服务"。对于当前该理论的应用而言,学者们将利他性界定为:将服务于其他人作为自己的一种本能和自愿行为,作为工作的最原始动机,而无论是主观意识还是非主观意识上,都没有对工作或服务于他人能带来回报或好处或利益的预期[94]。

当然,该理论自20世纪60年代应用以来,也存在不少的争议和问题。但本研究之所以选择该理论作为理论基础或理论参考,是因为当前我国医疗卫生系统,包括城市社区卫生服务系统,无论是机构还是医务人员都以收入或利益为工作准则;而且该理论由于和工作动机分析有密切关联,也便于对城市社区卫生服务机构与医务人员工作动机的描述与分析。

基于公益性理论和利他性理论，我国城市社区卫生服务中心"公益性"的界定离不开如下条件，即城市社区卫生服务中心及其工作人员（主要为医务人员），不以追求自己的收入报酬或其他获得为机构运行与工作人员的行为动机，而是以追求公众利益最大化为其工作标准。该界定的必要条件，在国内尚未见有研究报道，但本文认为其符合当前我国医药卫生体制改革和社会经济体制改革的目标与需要，而且是科学与合理的。

三、政府对社区卫生服务中心财政投入的理论基础

本文主要选择了市场失灵理论、公共产品或社会产品理论以及财政分权理论作为本处的理论基础。具体内容如下。

1. 市场失灵理论

庇古的福利经济学第一定理认为：在完全竞争市场条件下，资源的配置效率可以达到帕累托最优。而完全竞争市场必须同时至少符合以下条件：产品是同质的；具有众多的买者和卖者；买卖双方具有完备的信息；资源可以完全自由流动，且进入或退出不需要成本；没有外部效应。完全竞争市场被学界普遍认为只是一种理想状态，现实中，完全竞争的市场是不存在的（当然，亚当·斯密等古典经济学派反对这种观点），即只要上述任一条件得不到满足，就称之为市场失灵，就存在资源配置缺乏效率的状态。市场失灵的典型特征就是达不到资源配置的最佳效率，即无法实现帕累托最优。对于市场失灵的原因，多数经济学家认为在于产品或服务的价格信号对于社会总效益和社会边际效益，或者社会总成本和社会边际成本的信息不能充分反映出来。

约瑟夫·斯蒂格利茨在《公共部门经济学》中将市场失灵的表

现形式归纳为六类：不完全竞争、公共产品、外部性、不完全市场、不完全信息（信息不对称）、失业和其他宏观经济扰动[95]。诚然，不同流派的学者对于市场失灵的观点和表现形式有所不同。但大部分学者广泛认同市场失灵主要由三类表现形式，即垄断或小部分企业拥有控制市场的权力，产品或服务的外部性，以及公共产品。

根据公共部门经济学的基本理论，市场失灵理论正是政府干预经济运行的主要依据。正是由于在某些领域的市场失灵，完全依靠市场无法达到资源配置的最优（帕累托最优），才需要政府的干预，使得该领域产品或服务的社会边际效益等同于社会边际成本。市场失灵理论已被广泛应用于公共政策的制定，在此不再赘述。

由上文可知，市场失灵理论与前文所提及的公益性理论，在内涵上具有较大的相似性，其基础均是如果完全依靠市场机制，无法达到公平且有效率地配置资源，无法实现公共利益最大化。实际上，市场失灵理论与公益性理论也都是庇古的福利经济学核心观点之一。当然，在应用上，市场失灵理论应用更为广泛。对于医疗卫生系统而言，学术界和各国政府都普遍将其认为是典型的市场失灵的行业或部门，而其主要依据之一在于信息的不对称理论，即医生和患者之间对疾病诊疗信息的完全不对等，医生是疾病诊疗信息的绝对主导方。

2. 公共产品或社会产品理论

保罗·萨缪尔森是被公认为第一位正式提出和诠释公共产品理论的学者。他的论文《公共支出的纯理论》提出了公共产品的概念或集体消费商品的概念（collective consumption good）[96]。具体而言，"公共产品是指每个人对这种产品的消费都不会导致其他人对该产品消费的减少。"公共物品具有两个主要特征：第一，多一个人受益不会增加任何成本，多一个人享受产品的边际成本为零；第二，很难排除别人消费产品。如国防、路灯、信息、知识等。基于公共产品的这种消费特性，如果由市场提供公共产品，消费者很容易也很可能通过隐瞒自己的偏好，而不承担或较少承担公共产品的成本，因此存在经济学上称之的"搭便车"问题。因而，公共产品一般不能由市场提供，而当私人提供时，供给则会不足。

约瑟夫·斯蒂格利茨在论著《公共部门经济学》中对公共产品的配给方法进行了归纳。第一类是征收使用费，该类方法的优点是"谁受益谁付钱"，即受益者承担成本，其缺点是导致消费不足和管理价格体系增加交易成本。第二类是由政府统一提供，该类方法的优点是节省交易成本，而缺点是有人消费不足，有人消费过多；高需求者可补充公共消费，总交易成本增加。第三类是排队，该类方法的优点是产品不一定按谁是最富者进行配置，例如医疗卫生保健；不利之处是其他配置依据也许是不可取的，以及浪费时间。由此可见，对于公共产品的提供而言，每一种方法都有其优点和缺点，没有一种方法是十全十美的，这得需要根据具体某类公共产品的需求和供给情况来选用。

无论哪种公共产品的供给方式都有一定的缺点，但由于公共产品的非竞争性和非排他性的特征，由政府而非个人或市场来提供公共产品已得到理论界的广泛认可。与此同时，各国政府也都将提供公共产品作为政府本身必需的工作之一。

公共产品理论是市场失灵理论的一个构成部分；换句话说，公共产品的存在是导致市场失灵的原因之一。因而，在本质上，公共产品理论与市场失灵理论、公益性理论是一致的，都认为：在某些领域，市场机制无法实现公平且有效地配置资源，而且应由政府来配置资源,才能实现公共利益最大化。

　　然而,对应于公共产品的界定,非竞争性和非排他性都不符合城市社区卫生服务中心所提供医疗卫生服务的特征。首先,很简单一个原则,即通过医疗卫生服务收费就能很容易将不付费者挡在服务的享受范围之外,因而,非排他性这个原则,城市社区卫生服务中心所提供的医疗卫生服务不符合标准。其次,对于医疗卫生服务而言,多一个人受益会增加成本,无论是医生的人力成本、医学检查的成本,还是药品的费用。因此,本文认为:城市社区卫生服务中心所提供的医疗卫生服务,不属于公共产品。

　　与此相反,前文所提及的"新医改意见"要求:把基本医疗卫生制度作为公共产品向全民提供,努力实现全体人民病有所医。此外,大部分发达国家也都将社区卫生服务或基层医疗卫生服务作为了公共产品向全民提供。究其原因在于:学界在公共产品理论基础上又提出了社会产品(social goods)的概念。而社会产品又被统称为公共产品(虽然并非经济学上的公共产品)。具体是指,社会产品是虽然不具备公共产品的两个属性,但通常为了一些原因而由政府通过公共财政来提供的产品。据各国的实践来看,相比较于大医院所提供的医疗服务,社区卫生服务中心所提供的基本医疗服务,更接近于社会产品的属性。

3. 财政分权理论

　　财政分权理论主要源于蒂伯特(Charles Mills Tiebout)的"用脚投票"理论和马思格雷夫(Richard Musgrave)的财政分税制思想。蒂伯特用"以脚投票"模型来解释社区间的竞争对社会福利的影响。在假定条件都满足的情况下,居民出于追求自身效应最大化的目的,会选择地方政府所提供的公共产品和所征收的税收之间的最佳组合,自由的进行迁移。这种做法迫使各地方政府在课征尽可能少的税收条件下高效率地提供满足居民需要的公共产品，有助于社会公平，从而达到社会福利最优[97]。马思格雷夫指出中央或联邦政府和地方政府之间的分权是可行的，这种分权可以根据税种在二者间的关系进行分配，地方政府因此具有相对独立的财政权力[98]。他认为收入分配和经济稳定的功能应由中央或联邦政府负责，而资源配置功能由于不同地区居民在经济、地理、民族、文化传统各方面存在较大的差异，居民的需求具有地域性，因而由地方政府负责资源配置功能应更合理和有效率。在财政联邦制模式下，联邦政府和地方政府之间的财权和事权都具有较强的独立性，通常以法律形式明确规定，联邦以下的各级政府拥有较大的财政决策权，如税收立法权。此外，奥茨（Oates）基于线性规划的方式来表达社会福利最大化，并得出了资源配置处于社会福利最大化时的一般均衡模型。奥茨的主要研究结论认为在等量提供公共产品时，某种公共产品由地方政府提供要好于中央政府[99]。

对中国而言，政府间的财政体制与行政管理体制相适应，经历过几次调整。1994年的分税制改革，按照政府职能分工和公共产品收益范围原则，即按照税种划分收入，明确中央和地方的收入范围。政府间收入划分遵循以下原则：效率性、公平性、适应性和经济性。财权和事权的划分是各级政府间财政管理的重要内容，财权与事权相匹配的前提是清晰的界定事权和支出责任，这是深化财税体制改革迫切需要解决的问题。在2003年，《中央关于完善社会主义市场经济体制若干问题的决定》指出：在统一税政前提下，赋予地方适当的税政管理权。而2013年党的十八届三中全会的决议又进一步要求：建立事权和支出责任相适应的制度。明确指出凡是具有调控性、具有全国性意义的职能作为中央政府事权，地方性的事务作为地方政府事权,部分社会保障、跨区域重大项目建设维护等作为中央和地方共同事权。同时,中央政府通过政策协调、财政转移支付等经济手段,加强对地方经济发展的宏观调控。我国的分税制改革在制度上界定和划分了中央与地方政府的职能,也明确了中央和地方财权与事权的界限。

　　基于上述财政分权理论,我国社区卫生服务中心所提供的医疗卫生服务,就被界定为地方政府的职责,也就需要由地方政府进行财政投入。具体而言,是由市辖区级政府负责并对其进行财政投入。有鉴于全国各市辖区财政支付能力的巨大差异,如何实现"新医改意见"所要求的全国统一的城市社区卫生服务中心的财政投入,将是一个必须要考虑的议题,这也是本研究的核心内容。

四、本章小结

　　本章选择了公益性理论、利他性理论,市场失灵理论、公共产品理论和政府财政分权理论来共同作为本研究的理论基础。实际上,各理论均有较大的相似、相近或相通之处。譬如,公益性理论、市场失灵理论和公共产品理论,在本质上都是基于庇古的福利经济学理论而延伸出来的理论。此外,政府财政分权理论正是建立在公共产品的提供权限和责任基础上而产生的。然而,之所以选择上述各理论,原因在于各理论之间侧重点的不同,譬如公益性理论和利他性理论,更侧重于公益性内涵的界定,有基于此,本章对城市社区卫生服务中心运行的公益性进行了学术界定;而公共产品理论和财政分权理论更聚焦于财政投入的依据。诚然,上文已提及城市社区卫生服务中心所提供的医疗卫生服务,严格意义上不属于公共产品,但从各国的实践来看,基层医疗卫生服务,各国都是按照公共产品进行提供的（具体内容参见第三章和第四章），因此，本文依然将城市社区卫生服务提供的医疗服务作为公共产品。

基于上文对医疗卫生行业的特征，以及城市社区卫生服务中心所提供医疗服务的属性等各方面，本文认为所选取的上述各理论是科学与合理的。

第三章

发达国家基层医疗卫生系统运行的共同特征与规律概括及其对我国的启示[①]

　　据前文所述,基层医疗卫生机构的改革与发展被各国均作为医疗卫生体制改革的突破口。与此同时,虽然各国都致力于基层医疗卫生机构的改革,但与我国基层医疗卫生系统公益性改革不同,发达国家基层医疗卫生系统都已基本具备了公益性运行机制,其改革方向主要在于不断提高机构的运行效率或进一步改善公平性。因而,发达国家基层医疗卫生机构的运行机制应可为我国基层医疗卫生系统的公益性改革提供较为成熟的经验借鉴、教训和参考。此外,目前对于国外基层医疗卫生系统经验介绍的文献均聚焦于一个国家或少数几个国家的比较分析,但涉及各国基层医疗卫生系统的运行规律或共同特征方面尚未有报道[100]。

　　有基于此,本章选择了覆盖各大洲的 15 个发达国家(日本、新加坡、英国、德国、法国、意大利、丹麦、瑞典、挪威、瑞士、荷兰、美国、

---

① 本章部分内容和观点与本书作者发表在上海交通大学学报(哲学社会科学版)2018年第 2 期上的论文有所重合。

加拿大、澳大利亚、新西兰），通过对其基层医疗卫生系统的梳理，归纳出基层医疗卫生系统公益性运行的共同规律。当然，各国的基层医疗卫生运行必然都是与其国家的政治、经济、社会以及医疗卫生体制紧密相关的，因而各国基层医疗卫生系统都有其特殊性。本章主要聚焦于15个发达国家基层医疗卫生系统运行的共同特征与规律，对于各国的具体特殊性未具体展开。此外，我国城市社区卫生服务中心的运行也应与我国的具体国情相吻合，但发达国家基层医疗卫生系统运行的共同特征与规律，应为我国基层医疗卫生系统的公益性改革提供经验借鉴和政策参考，也为本研究对我国城市社区卫生服务中心公益性运行及其财政投入机制研究提供标准与参考。

一、各国基层医疗卫生机构运行情况概述

前文已述，各国基层医疗卫生机构在规模和形式上都具有较大的差异，但基本上都统称为 primary care，即初级保健机构。本文基于我国有关该方面的政策文件与社会习惯称谓，依然将其称之为"基层医疗卫生机构"，但是与各国的 primary care 是一致的。此外，基于对"公益性"的界定，以及国内外学者所提出的公共服务机构、基层医疗卫生机构的公益性运行与行为动机的评判标准或指标体系[101]，本章对发达国家基层医疗卫生系统公益性运行及其特征与规律进行了概括，更对基层医疗卫生系统公益性的界定进行了进一步的诠释。结合公共服务机构公益性运行的一般分析框架，基于国际卫生系统发展报告和世界卫生组织对各国基层医疗卫生的汇总数据，从其医疗费用的个人分摊原则、机构在全国医疗卫生系统中的定位与角色、居民对其监督与参与、机构收入的依据和方式这四个方面来概括和归纳 15 个发达国家基层医疗卫生机

构运行的特征和规律[①]。

1. 基层医疗卫生机构有关费用的分摊原则

居民在公共服务的使用过程中是否付费或付费的原则,是判定公共服务提供机构公益性程度的重要指标之一。由表3-1可知:加拿大、丹麦、英国、意大利、荷兰和新加坡,这六个国家的居民在基层医疗卫生机构就诊,个人无需承担任何费用。对于其他九个国家,居民在基层医疗卫生机构就诊一般是需要交纳固定的就诊费和处方药品费,或者自付一定比例的诊疗费。然而,这九个需要自付一定费用的国家,除了日本、美国和挪威之外,居民在基层医疗卫生机构就诊的自付费用都有固定的封顶线,即超过这个封顶线,个人则无需再支付。此外,对于美国而言,基于社区卫生机构"无论居民有无支付能力,必须向所有人提供医疗服务"的原则,实际上个人承担费用的比例仅为4%。与此同时,这九个国家都对社会弱势群体如低收入者或儿童均实行了费用减免政策。

表3-1　各国基层医疗卫生机构费用的居民个人承担原则

国家	个人自付医疗费用情况	个人年度支付的最高限额	对弱势群体的保护政策
澳大利亚	每次5美元的全科医生就诊费(2015年83%的患者为免费)和24美金的药品处方费	947美元	低收入者的每张处方的最高费用被规定为3.97美元,而年度最高支出费用为238美元
加拿大	个人不承担费用	—	—
丹麦	个人不承担费用	—	—
英国	个人不承担费用	—	—
法国	每次1.2美元的全科医生就诊和0.6美元的处方药品费	60美元	儿童和低收入者免费

---

① Mossialos E, Wenzl M, Osborn R, et al. 2015 International profiles of health care systems, 2016.

（续表）

国家	个人自付医疗费用情况	个人年度支付的最高限额	对弱势群体的保护政策
德国	对于在规定价格 70% 及以上的处方药品向患者收取 6.5～13 美元的处方费	家庭年收入的 2%	18 周岁以下者全免
意大利	个人不承担费用	—	—
日本	个人承担 30% 的医疗费用		3 周岁以下儿童、经济收入低下的老年人免费
荷兰	个人不承担费用	—	—
新西兰	每次 10～31 美元的全科医生就诊费；每张处方药品是 3.4 美元	每年全家处方累计到 20 次	对于占全国 1/3 人口的经济欠发达地区，每次全科医生就诊费最高为 12 美元；13 周岁以下儿童免费
挪威	每次 15～34 美元的全科医生就诊费		16 周岁以下者、传染病患者或工伤者等免费
新加坡	个人不承担费用	—	—
瑞典	每次 11～34 美元的全科医生就诊费一	123 美元	18 周岁以下者不需要缴纳就诊费
瑞士	个人承担 10% 的医疗费用	511 美元	孕产妇免费；19 周岁以下者的个人最高支付限额为 255 美元
美国	个人承担费用为 4%（2015 年）		主要服务于穷人；无论居民有无支付能力，必须向所有人提供医疗服务

数据来源：2015 年国际卫生系统报告

2. 各国基层医疗卫生服务机构在医疗卫生系统的角色与定位

在各国的基层医疗卫生体系中，全科医生都是基层医疗卫生机构的主体。本文通过对各国是否由法律或法规来强制要求居民签约全科医生，以及全科医生是否具有"守门人"的功能（没有全科医生的转诊许可，患者无法在专科医院或大医院就诊），来分析基层医疗卫生机构在全国医疗卫生系统中的定位和功能。由表 3-2

可知,新加坡没有强制要求居民必须签约全科医生,也没有将全科医生界定为"守门人"的功能,所有居民可自由在各类医疗卫生机构就诊,各类医疗保险也没有对不同医疗机构就诊报销比例的限制。除新加坡之外,其余14个国家都对居民在全科医生就诊或者全科医生的"守门人"功能进行了一定的界定。尤为突出的是,澳大利亚、加拿大、丹麦、英国、法国、意大利、荷兰、新西兰、挪威和瑞典这十个国家都由联邦或中央政府通过法律或法规的形式对全科医生的"守门人"功能进行了明确界定,以此确立了基层医疗卫生机构在全国医疗卫生系统"守门人"的法律地位和定位。而对于少数没有把基层医疗卫生机构完全界定为"守门人"的国家,也将基层医疗卫生机构与更高级别医疗机构在功能上进行了区分。譬如,美国根据联邦法规的要求,将社区卫生服务机构设置的区域严格界定为必须是联邦政府认定的医疗服务缺乏或弱势群体聚集的区域。

表3-2 各国基层医疗卫生服务机构在医疗卫生系统的角色与定位

国家	是否要求强制签约全科医生	是否具有法定"守门人"的功能
澳大利亚	否	是
加拿大	否	是
丹麦	是	是
英国	是	是
法国	否*	是
德国	否	否
意大利	是	是
日本	否	否*
荷兰	是	是
新西兰	否	是
挪威	否*	是
新加坡	否	否

（续表）

国家	是否要求强制签约全科医生	是否具有法定"守门人"的功能
瑞典	是	否
瑞士	否*	否*
美国	否	否*

注：* 是指虽然没有强制性的法律规定，但各国的社会医疗保险或其他制度都有一定的全科医生签约或"守门人"的限制。

3. 各国基层医疗卫生服务机构的居民参与和监督情况

在 15 个发达国家之中，本章只收集到了 11 个国家有关居民对基层医疗卫生机构运行的参与和监督数据。因而，仅对这 11 个国家进行了分析，具体见表 3-3。通过对 11 个国家居民对基层医疗卫生机构运行的参与和监督来看，各国都极为重视患者对基层医疗卫生机构的诊疗满意度和诊疗质量，及时对全国范围内的基层医疗机构的患者就诊质量和满意度进行评比，并将评比结果进行定期公布。具体而言，对于患者的参与比例，除瑞士和加拿大之外，其余九个国家定期收集和评论患者门诊治疗质量或满意度与就诊经历的数据占所有诊治患者数量的比例都超过了 30%；而英国和荷兰参与基层医疗卫生机构运行评价的患者比例均超过了 85%。由上述可知，各国都将患者在基层医疗卫生机构的就诊经历或满意度作为了评价基层医疗卫生机构运行或全科医生工作绩效的重要方法，并通过经济奖励等多类手段来保障基层医疗卫生机构和全科医生的工作积极性。

表 3-3 各国基层医疗卫生服务机构的居民参与和监督情况（%）

国家	定期收到和评论门诊治疗结果数据	定期收到和评论患者满意度与就诊经历数据	定期收到与其他医疗机构的就诊评估比较数据
澳大利亚	35	46	13
加拿大	23	17	17

（续表）

国家	定期收到和评论门诊治疗结果数据	定期收到和评论患者满意度与就诊经历数据	定期收到与其他医疗机构的就诊评估比较数据
丹麦	—	—	—
英国	86	88	71
法国	43	3	49
德国	44	25	29
意大利	—	—	—
日本	—	—	—
荷兰	88	61	42
新西兰	65	60	61
挪威	32	9	4
新加坡	—	—	—
瑞典	79	88	55
瑞士	9	15	37
美国	52	63	37

数据来源：2015 年国际卫生系统报告。注：一是指未获得相关数据。

4. 各国基层医疗卫生机构的运行机制和收入依据

由表 3 - 4 可知，瑞典的基层医疗卫生机构 40％是私立机构，而英国的该比例为 66％，日本和新加坡的该比例分别为 90％和95％；而其余的 11 个国家，所有基层医疗卫生机构均为私立机构。由此可以看出，发达国家基层医疗卫生机构运行的主体是市场机制，而政府对基层医疗卫生机构的诸多界定只是明确机构的公益性运行。

表 3 - 4　各国基层医疗卫生服务系统的一般情况（％）

国家	私立机构占比	基层医疗卫生机构和全科医生的收入依据			
		按项目付费	按人头付费	按绩效付费	其他
澳大利亚	100	90		10	
加拿大	100	67	33		
丹麦	100	70	30		

（续表）

国家	私立机构占比	基层医疗卫生机构和全科医生的收入依据			
		按项目付费	按人头付费	按绩效付费	其他
英国	66	＋	＋	＋	＋
法国	100	＋	＋		＋
德国	100	100			
意大利	100	30	70		
日本	90	70			30
荷兰	100	33	37		30
新西兰	100	50	50		
挪威	100	35	35		30
新加坡	95	100			
瑞典	40	20	80		
瑞士	100	80	20		
美国	100	90	5	5	

数据来源：2015 年国际卫生系统报告。注：英国和法国是加权了各类支付方式的混合支付方式。

除此之外，由表 3－4 还可以看出，按照机构的医疗卫生服务项目收费是各国均采取的基层医疗卫生机构或全科医生收入手段，也是最为普遍的机构或全科医生收入依据和方式，其次是按照机构覆盖或医生签约的居民数量进行财政投入或费用拨付。

二、各国基层医疗卫生机构运行的共同特征与一般规律

基于上文对 15 个发达国家在四个方面的分析与概括，本章对基层医疗卫生机构运行的共同特征与规律概括如下。

（1）个人不承担或较少承担费用是基层医疗卫生机构公益性的核心特征，而充足的财政投入又是实现机构公益性运行的前提条件。医疗费用的个人分摊原则是公共服务提供机构公益性运行的重要体现。除了上文所提及的六个国家个人不参与基层医疗卫

生机构的费用分摊之外,其余各国均设置了个人参与医疗费用支付的封顶线和对低收入者等弱势群体的费用减免或其他保护政策。既然个人不参与或较少参与基层医疗卫生机构费用的分担,那么政府或政府主导的社会医疗保险基金就将完全或绝大部分承担基层医疗卫生机构的费用。诚然,个人不承担或较少承担基层医疗卫生机构的费用不是机构公益性运行的全部特征,但应该是其核心特征。对于基层医疗卫生机构所提供的医疗服务免费或极少收费的向全民提供的理论依据,本文认为虽然不可以完全用"公共产品"理论进行解释(上文已提及,基层医疗卫生机构所提供的医疗卫生服务严格意义上不符合公共产品的非排他性和非竞争性的属性),但应可以用"市场失灵理论"和"公益性理论"进行解释。基层医疗卫生服务机构所提供的医疗卫生服务,如果完全以市场机制来提供,确实是会出现低效率,更会出现不公平的现象。

(2) 收费方式与机构的公益性运行无必然关联。按照服务项目收费曾被学者和医疗卫生行政部门认为是导致机构公益性运行不足的主要原因之一,其依据在于按照服务项目收费,为机构和医务人员"开大处方"和"不必要医学检查"提供了便利[102]。而据上文所述,按照服务项目收费是上述 15 个发达国家的最普遍的收费方式;而且德国和新加坡只采用按照服务项目收费这一种方式,澳大利亚和美国该收费方式也占所有收费方式的 90%。因而,本文认为基层医疗卫生机构的公益性运行与收费方式和依据并无必然联系。当然,某些发达国家也采取了一些收费方式的改革或变化,以此来提高医疗服务的提供效率。譬如,英国所采用的基于服务项目、人头付费和绩效付费等多种方式的混合收费方式,正是为了刺激基层医疗卫生机构和医务人员(主要是全科医生)的工作积极性;但该混合收费方式也不是以保证全科医生公益性服务的动机而建立的,主要是提高其工作效率。

(3) 政府规划和市场两种手段的严格区分、共存与互补是实现基层医疗卫生机构公益性运行的必要条件。首先,基层医疗卫生机构的公益性运行是完全由政府界定的;换句话说,基层医疗卫生机构的公益性运行是完全依赖于政府的规划。具体表现在:充足的财政投入,以及通过各类法律或法规将基层医疗卫生机构的定位、角色,居民的自付原则,以及机构和医务人员的工作动机、收入与奖惩等予以明确界定。其次,充分发挥市场机制在基层医疗卫生机构顺畅运行中的作用。发达国家的经验提示:保障机构公益性运行的责任归政府,而机构运行活力等其他所有方面均交给市场。具体而言,在 15 个国家之中,11 个国家的基层医疗卫生机构全部为私立机构;而除了瑞典之外,其余 3 个国家的基层医疗卫生机构也绝大多数为私立机构。因而,政府和市场在基层医疗卫生机构公益性运行当中的关系可概括为:政府对于基层医疗卫生机构公益性运行所界定的是在确保机构收支平衡的前提下,通过各类政策法规或评估体系保证机构与工作人员的利他性行为动机;除此之外的工作均交给市场,以保证了基层医疗卫生机构的活力和运行效率。

(4) 居民的广泛参与和监督是保障基层医疗卫生机构公益性运行的另一个必要条件。患者治疗结果和就诊满意度数据在各国都做到了定期跟踪、评价和比较,以此作为依据来评估基层医疗卫生机构的运行绩效,作为实施奖惩的标准。此外,各国在基层医疗卫生机构的运行机制方面,也均在制度上将公众和患者的参与和监督贯穿始终。譬如,对于所有强制居民签约全科医生的国家,都允许居民选择签约任一个全科医生以及允许居民更换所签约的全科医生,而这在一定程度上激励了全科医生和基层医疗卫生机构的工作积极性；而对于未强制居民签约全科医生的国家，如美国要求社区卫生服务机构董事会成员至少51％必须由该机构的患者担任。

综上所述，基于发达国家基层医疗卫生机构运行特征的梳理，本文对基层医疗卫生机构公益性的界定为：基于法律法规、政府财政投入与社会医疗保险制度为制度与经费支撑，以免费或极少费用向全民提供基本医疗卫生服务；与此同时，机构又主要以市场机制来运行且接受全民的参与和监督。

三、各国基层医疗卫生机构公益性运行对我国的启示

发达国家基层医疗卫生机构公益性运行的界定、共同特征与规律，应成为我国基层医疗卫生系统的公益性改革和制度设计的参考。在尚未对我国基层医疗卫生机构进行翔实研究的前提下，仅提出了其公益性改革的设想与可能的建议。具体有待于后文的验证与进一步解释。

1. 社区卫生服务中心免费或收取较少费用地提供基本医疗服务的可行性论证

自2011年以来，我国实施了国家基本公共卫生服务项目。据《国家基本公共卫生服务项目目录》的要求，基本公共卫生服务全部归基层医疗卫生机构所承担，而其费用完全由政府财政负责，居民个人不承担费用；按照2016年的标准，各级政府对基本公共卫生服务经费财政补助为每人45元。此外，随着药品零差价政策的实施，我国基层医疗卫生机构的药品是按照成本价销售给患者。除此之外，我国居民在基层医疗卫生机构就诊，依然需要承担较大比例的医疗费用。具体而言，从全国范围内来看，居民在乡镇卫生

院和社区卫生服务中心就诊均需要在一定的起付线的基础上，由社会医疗保险报销一定比例的医疗费用，但医疗保险均有最高支付额（与上述发达国家封顶线不同，我国的最高支付额以上，完全由个人承担）。由于各省以及各类社会医疗保险的比例有较大差异，本文仅以北京市（全国社会医疗保障程度最高的地区之一）2016年的社会医疗保险报销政策为例来介绍居民个人承担的医疗费用情况。对于北京市城镇职工基本医疗保险者在社区卫生服务机构就诊，医疗保险的起付线是1 800元，最高支付额是2万元；新型农村合作医疗保险者在基层医疗卫生机构就诊的起付线是100元，报销比例是50%，最高支付额是3 000元。除此之外，我国尚未有系统的有关儿童或低收入者在基层医疗卫生机构费用减免的政策。由上述可知，我国近年来对基层医疗卫生机构的改革符合了公益性运行的方向，但与上文所提及的发达国家基层医疗卫生机构公益性的核心特征，即居民个人在基层医疗卫生机构就诊不承担或较少承担医疗费用，尚有巨大差距。当然，据相关发达国家的经验来看，居民在基层医疗卫生机构的免费就诊，一方面给政府财政带来了较大压力，另一方面也不可避免带来了医疗资源的过度使用和患者排队等候时间过长等问题。因而，对于我国而言，城市社区卫生服务中心能否实现向全体城镇居民免费或极少收取费用来提供医疗服务？考虑到我国经济发展的实际和地方财政的极度不均衡，市辖区政府对于社区卫生服务中心的免费或极少费用提供医疗服务的财政支持的可行性如何？诸如此类的问题，本文认为应对其进行进一步的研究和论证，以为社区卫生服务中心的运行提供可靠的政策建议。

2. 基层医疗卫生机构的公益性运行可能的配套政策构想

首先，基层医疗卫生机构和大医院在功能定位上完全分开。

中国未有强制性的居民签约全科医生的规定,除跨地市级或省级区域之外,患者可随意到任一个二、三级医院就诊。与此同时,二、三级医院均提供了诸如普通感冒发烧等常见病的诊治。因而,基层医疗卫生机构在医疗服务方面与二、三级医院是竞争关系。当然,由于基层医疗卫生机构的诊治水平无法与更高级别医院抗衡,这也进一步加剧了基层医疗卫生机构为保障收支平衡而进行的"创收"行为动机。在各地开展的由三级综合医院牵头众多社区卫生服务机构参与的"医疗联合体"在一定程度上将基层医疗卫生机构与二、三级医院的竞争关系进行了一定的转变,但这种尝试尚不足以彻底改变二者的竞争关系[103]。因而,如何将基层医疗卫生机构与二、三级医院的竞争关系转变为合作与相互补充的关系,对基层医疗卫生机构的运行和发展而言是一项亟待解决的问题。

其次,重视市场机制的作用,大力发展私立基层医疗卫生机构。据《中国卫生统计年鉴》提示:2016 年,92.9％的社区卫生服务中心和 99.5％的乡镇卫生院均为公立机构。公立基层医疗机构的运行,必然受到单位人员编制、财务预算等事业单位传统特征的制约。当前以"创收"为核心工作动机,尚且能让机构具有较高的激励;未来基层医疗卫生机构实现公益性运行之时,传统事业单位及其工作人员的工作激励和积极性将是一个无法规避的难题。与此同时,前期研究提示:公立和私立医疗卫生机构,只要政府监管得力,都可实现机构的公益性运行[104]。因而,大力发展私立基层医疗卫生机构,以及允许相当一定比例的公立机构合法转为私立机构,以发挥市场机制在基层医疗卫生机构运行中应有的作用,应是实现基层医疗卫生机构的公益性运行的重要保障[105]。

最后,统一的基层医疗卫生机构公益性运行评估标准也应是实现基层医疗卫生机构公益性运行的保障条件。传统上,我国县级卫生行政部门负责对基层医疗卫生机构的业务开展等进行监督和评估，但由于未有规范和统一的基层医疗卫生机构公益性运行评估指标体系，基层医疗卫生机构的公益性运行评估大多流于形式。更为重要的是，社区居民或患者几乎没有参与到基层医疗卫生机构的运行评估之中。离开了居民尤其是患者对基层医疗卫生机构公益性运行的参与、反馈、评估，机构公益性运行评估就难以有实际意义，更直接影响到基层医疗卫生机构公益性运行目标的真正实现。因此，中央政府有必要出台统一的基层医疗卫生机构公益性运行评估标准，而患者满意度等反映社区居民参与和监督的指标应作为核心标准之一。该评估标准将作为基层医疗卫生机构绩效奖惩的核心依据和激励机制，以替代原先的"创收"的运行机制，以此来保障基层医疗卫生机构的公益性运行。

综上所述，研究表明，发达国家的基层医疗卫生系统的公益性运行有其共同特征与一般规律，这为我国基层医疗卫生系统的公益性改革提供了重要的经验借鉴和参考，更为我国城市社区卫生服务中心公益性改革及其财政投入机制改革提供了思路与借鉴。

第四章

英美两国基于政府和市场关系的基层医疗卫生系统改革进程及对我国的启示[①]

第三章已对 15 个发达国家基层医疗卫生系统的共同特征与规律进行了梳理,并对基层医疗卫生机构公益性运行进行了内涵的界定。基于各国基层医疗卫生机构运行的实践,在各项共同特征以及公益性运行界定当中,如何处理政府与市场的关系,直接决定了基层医疗卫生机构是否能公益性运行以及公益性运行的程度。对于中国基层医疗卫生系统的改革和发展而言,如何处理政府与市场的关系也必然是最为核心的问题。

实际上,政府与市场的关系历来是各国政府与学术界长期争论和纠结的议题。如何处理政府与市场的关系,不仅是上文所提的困扰我国基层医疗卫生系统改革与发展的核心问题,也一直是我国整个社会经济体制改革与发展的核心内容[106],[107]。习近平总书记明确指出:使市场在资源配置中起决定性作用、更好发挥政

[①] 本章部分内容和观点与本书作者已发表在浙江大学学报(人文社会科学版)2017 年第 4 期的论文有所重合。

府作用，既是一个重大理论命题，又是一个重大实践命题[108]。对于中国的社会经济体制改革而言，政府与市场的宏观理论关系已相对明晰，但在具体的资源配置实践中，如何划分市场和政府的界限，让二者各司其职、各负其责，又让"两只手"形成合力，目前尚未有清晰的答案。

为更清晰地解释政府和市场在基层医疗卫生系统发展过程中的界限，为我国城市社区卫生服务中心公益性运行提供思路与参考，本文在上文已对各发达国家基层医疗卫生机构公益性运行特征进行了概括的基础上，又单独选择了英国和美国的基层医疗卫生机构改革与发展的历程、经验和教训作为案例来探讨政府与市场的关系。据前文所述，英美两国已包括在上文的 15 个发达国家之中，之所以更为翔实的单独介绍这两个国家基层医疗卫生系统的发展历程，其原因如下：首先，基层医疗卫生机构改革均被各国作为解决号称"世界难题"的医疗卫生系统改革的突破口，而且推进改革的基本手段要么是市场化要么是强化的政府管理。其次，从世界范围来看，医疗卫生系统区别于其他社会经济系统，在政府或市场配置医疗卫生资源方面，天然存在着两个较为极端的国家，即号称商业医疗国家的美国和免费医疗国家的英国，前者以市场为最主要的医疗卫生资源配置方式，而后者主要以政府规划来配置医疗卫生资源[109]。

因而，本文基于英国和美国近半个世纪以来基层医疗卫生机构改革与发展的历程，试图厘清政府和市场在该进程中的界限，为我国基层医疗卫生体制改革提供政策建议，为我国城市社区卫生服务中心公益性改革及其财政投入机制改革提供思路与参考。此外，本章的研究内容也为我国社会经济体制综合改革进程中如何界定政府和市场的界限提供借鉴和参考。

一、英国基层医疗卫生系统由政府全面管制到逐步市场化运行

英国在"二战"之后,实施了全民免费的医疗卫生制度。具体而言,英国议会(1945)颁布了《国家卫生服务法》,通过联邦政府税收统一支付各类医疗卫生服务,建立起了完全以政府规划手段和完全依赖于联邦财政投入为特征的国家卫生服务制度(National Health Service, NHS),其宗旨是根据病人的需求提供免费的医疗服务[110]。对于基层医疗卫生机构而言,英国实行严格的全科医生(general practitioner, GP)制度:除急诊之外,全体国民的首诊必须在居民签约的全科医生,只有获得全科医生的转诊许可,才可以到医院就诊。此外,全科医生的收入由政府全额支付[111]。因而,英国的基层医疗卫生机构在二战之后实行的是完全基于政府规划手段来配置资源。

英国所有国民首诊必须在全科医生以及免费的医疗政策,时至今日未有改变;但对于全科医生所服务的基层医疗卫生机构的管理机制,到20世纪90年代发生了一定的变化。基于社区保障法案(1990),英国于1991年实行了全科医生基金模式(GP Fundholding),到1997年57%的全科医生选择了此模式。该模式的最主要特征是在政府完全管制的基层医疗卫生制度中引入了市场机制,称之为"半市场"的基层医疗卫生管理制度,主要表现在:与非基金模式的全科医生相比较,基金模式的全科医生实行类似于"承包制",政府按照覆盖区域的人口数量给予全科医生固定的年度财政预算,由全科医生自行购买大多数的常规医疗服务和药品(急诊不包括在内);对于预算结余,归全科医生所有。相关研究

提示：相比较于非基金模式的全科医生，该模式的住院患者数量降低了 5％，而且缩短了患者的等待时间。此外，该模式英国全科医生的房屋面积、管理水平、计算机信息系统的配备等在短时间内都得到了提升[112]。然而，该模式在实施了两年之后，英国的审计委员会于 1993 年宣称引入市场机制之后的全科医生过度重视自己的利益而忽略了联邦政府的全国医疗卫生服务的目标，最终在 1998 年被联邦政府废止。该模式的废止在学术界也引起了较大争论，学者们认为全科医生基金模式和英国的基层医疗卫生体系引入市场机制的废止完全是没有任何依据和科学评价得出的结论，是政党利益的牺牲品[113]。

随后，基于 NHS 规划（2000）的实施，英国所有的基层医疗卫生机构全部重组为了初级卫生保健信托（Primary care trusts，PCTs）。到 2004 年，英国所有的基层医疗卫生机构全部又转为了完全采用政府指令运行的 PCTs。当时英国联邦政府宣称：打破上届政府采用的市场化来进行基层医疗卫生资源配置，回归到传统的计划和政府配置资源方式。PCTs 直接向全民提供社区卫生服务，以及其他的初级卫生保健等工作，其逐步发展为英国最大的医疗服务提供者，每年联邦卫生财政预算经费的 80％都花费在了 PCTs 上。相关研究发现：PCTs 实施之后，英国的医疗卫生质量得到了提升，相比较于 2000 年，在 2009 年英国男性的预期寿命增长了 2.3 岁，女性增长了 1.7 岁；婴儿死亡率下降到历史最低水平为 4.7‰（2000 年为 5.8‰）。但与此同时，一个毫无争议的问题是：相比较于 PCTs 建立之初，运行十年之后机构的规模越来越庞大，PCTs 的管理成本迅速增长[114]。PCTs 在英国运行了十二年，于 2013 年被联邦政府废止。其依据在于：英国联邦政府又认为私有化是实现医疗卫生资源配置的必然途径。基于健康和社会保障法案(2012),英国将超过六百亿英镑市值的 PCTs 全部转给了新成立的超过二百个临床委托集团(Clinical commissioning groups, CCGs)。对于 CCGs 而言,66％的机构是由私立医疗服务提供者来负责[115]。如此一来,自 2013 年至今,英国的基层医疗卫生服务已主要由市场机制来配置资源。与此同时,对于基层医疗卫生机构按照市场来运行与管理的模式,在英国国内也依然存在着巨大的争议。

由上述可知,自"二战"以来,英国基层医疗卫生机构的运行先后经历了四个阶段,即完全的计划方式,半市场半计划方式,回归到完全的计划方式和以市场为主的方式。英国从完全计划方式到以市场为主来配置基层医疗卫生资源,是否是正确的道路,目前尚未有定论,而且英国国内也存在较大争议。

二、美国基层医疗卫生系统从自由市场到政府管制

20 世纪 60 年代之前,美国的医疗卫生系统完全采用市场的方式配置资源,居民通过自愿购买商业医疗保险的方式可到任何医疗机构就诊。此外,政府对医疗卫生机构几乎没有财政投入。而对于没有医疗保险的居民而言,只能由居民自行负担医疗费用[116]。随着在 20 世纪 60 年代美国民权运动的兴起,林登·约翰逊政府(1963—1969)提出了反贫困计划(War on Poverty),其举措是建立了老年人医疗保险(Medicare)、穷人医疗保险(Medicaid)和社区卫生服务机构[117]。通过该三项方案,美国联邦政府正式开始干预医疗卫生系统的运行。因而,美国社区卫生服务机构在 20 世纪 60 年代的建立,本身就是美国联邦政府干预医疗卫生系统运行的主要标志。

时至今日,对于整个美国医疗卫生系统而言,绝大部分医疗卫生机构依然为私立机构,而且所有的社区卫生服务机构也仍然为私立机构,但所有社区卫生服务机构均被界定为了严格按照联邦政府标准运行的非营利性医疗服务提供者。自 20 世纪 80 年代末以来,美国联邦政府进一步对基层医疗卫生机构进行了干预,将社区卫生服务机构界定为联邦政府认证的社区卫生服务机构(Federally Qualified Health Center, FQHC)。该机构必须同时满足如下四项要求:机构设置的区域必须是联邦政府认定的医疗服务缺乏或弱势群体聚集的区域;必须可以提供全方位的基层医疗卫生服务;无论居民有无支付能力,必须向所有人提供医疗服务,医疗服务的收费标准是基于患者家庭收入和规模的支付能力;机构董事会成员至少 51% 必须由该机构的患者担任。对于 FQHC 收治的无支付能力的病人,联邦政府会通过现金资助和 Medicare 等多种方式对社区卫生服务机构进行补偿①。

在 21 世纪初期,由于美国经济形势的不景气,伴随着无医疗保险者和低收入者群体的增大,社区卫生服务机构的发展,尤其是其收支平衡面临巨大挑战。基于此背景,美国联邦政府不断加大了对社区卫生服务机构的财政投入。全美社区卫生服务机构的联邦政府年度财政投入经费由 2001 年的 11.6 亿美金增长到 2011 年的 26 亿美金。随着联邦政府的社区卫生服务机构扩张计划和财政投入的迅猛增加,截至 2015 年,全美共有超过 1 250 所联邦政府认证的社区卫生服务机构和超过八千所社区卫生服务点,当年收治患者近 2 500 万人次。此外,美国社区卫生服务机构的服务对象自其建立之初至今未有变化,主要是无医疗保险者或穷人

---

① https://www.ruralhealthinfo.org/topics/federally-qualified-health-centers

医疗保险者,二者分别占社区卫生服务机构总服务人次数的 40%
和 35%。因而,经过近四十年的发展,美国基于社区卫生服务机
构为主体已建立起了由联邦政府财政支持和全面监管的全国健康
安全网络。

　　社区卫生服务机构的建立与发展对美国医疗卫生服务公平性
的提升,是毋庸置疑的。但与此同时,随着医疗服务成本不断上
升、人口老龄化等多因素的影响,社区卫生服务所需要的联邦财政
投入也不断增加。据最新统计提示:患者支付费用占全美社区卫
生服务机构年度总收入的 6%,其余费用均直接或间接由政府承
担①。以减少无医疗保险者数量为主要目标的奥巴马医疗保障改
革方案,在某种程度上正是为了缓解联邦政府对社区卫生服务机
构财政投入的压力[118]。

　　由上述可知,在基层医疗卫生机构发展方面,美国从 20 世
纪 60 年代中期之前的自由市场机制,逐步发展到了由联邦政府
全面财政投入和管制。随之而来的是,美国建立起了覆盖全国
的健康安全网络,使得无论居民有无支付能力,都可以享受到基
本的医疗卫生服务,美国全体国民的医疗卫生服务公平性得到
了巨大提升。与此同时,包括奥巴马医改方案在内的一系列针
对基层医疗卫生服务机构或社会弱势群体的医疗卫生改革也遭
到了不少争议,譬如基层医疗卫生服务的成本不断提升、政府对
其财政支出的压力不断增大、基层医疗卫生服务机构的效率
低下。

---

① http://kff.org/other/state-indicator/distribution-of-revenue-by-source-for-commun
ity-health-centers/? currentTimeframe=0&sortModel=%7B"colId":" Location ",
"sort":"asc"%7D

三、英美两国基层医疗卫生机构改革的共同经验与教训

第一，基层医疗卫生机构的功能定位与其在医疗卫生服务体系中的作用均由联邦政府通过法律或法规形式予以清晰界定。英国虽然经历了多次基层医疗卫生系统改革，但其功能定位，即服务对象是全体国民，而且所有国民首诊必须在全科医生是没有改变的。与之对应的，美国的社区卫生服务机构在建立之初到现在，其服务对象也基本未有变化，是无医疗保险者和穷人，即社会的弱势群体。而对于英美基层医疗卫生服务机构的改革，无论是市场化，还是加强政府管制，只是其运行手段的变化，与机构的功能定位无关。除此之外，基层医疗卫生服务机构和大医院的功能是完全分开的，二者不存在竞争关系，而是相互协作或补充的关系。具体表现在：英国大医院收治的病人都是由基层医疗卫生机构转诊而来（急诊除外）；美国社区卫生服务机构收治的病人主要是那些由于没有医疗保险或没有经济支付能力而无法在大医院诊治的患者。此外，基层医疗卫生服务机构与大医院的合作与补充关系，也是由联邦政府通过法律或法规的形式予以了保障。

第二，政府和市场必须共存，不应对基层医疗卫生系统实行笼统的政府化或市场化。英国通过全面的政府规划来配置基层医疗卫生资源、确定基层医疗卫生机构的发展和美国通过完全自由市场机制来配置医疗卫生资源均已被证明是不可行的道路[119]。与此同时，美国由完全市场化转变为对社区卫生服务机构的严格管制和财政投入，虽然医疗服务公平性得到了迅速提升，但其对联邦政府的财政压力与日俱增，其机构运行成本迅速增长的问题也不断暴露。而英国在全面管制和市场化道路中间的反复更是证明对

基层医疗卫生系统实行笼统的市场化或政府化,难以实现公平和
效率的平衡的问题。与此同时,实现基层医疗卫生服务机构为居
民提供免费或廉价的医疗卫生服务,又尽可能不给政府财政造成
越来越大的支出压力,是英美两国不断调整政府和市场具体关系
的目标。

　　第三,政府和市场的主次关系是由当时改革进程的主要矛盾
来决定。美国基层医疗卫生机构建立和发展的初衷和目标就是为
了对无医疗保险者和穷人提供廉价的医疗服务,因此,政府的管制
手段必然为主而市场手段为辅。英国当前的基层医疗卫生机构改
革的目标就是为了提升效率,因而,市场是其更为侧重的运行手
段。与此同时,我们可以做一个假设:美国基层医疗卫生机构的进
一步发展可能将导致联邦政府财政的不断增加,其可持续性面临
挑战;基于美国经济周期波动的历史经验,如果经济增长放缓,联
邦财政压力突显,届时美国的基层医疗卫生机构运行可能向市场
寻找出路;但由于美国的社区卫生服务机构主要向弱势群体服务,
为了保证社会的稳定,回归到完全市场化的道路又是不可能的。
而英国的基层医疗卫生机构在改革进程中,政府管制和市场机制
关系的相互转变,本身已在近二十年发生过;随着未来市场机制在
基层医疗卫生资源配置中公平性降低等问题的进一步暴露,不排
除英国会降低市场的地位来让政府更多地管制基层医疗卫生机构
的可能性。

四、英美两国基层医疗卫生机构改革进程对中国的启示

　　第一,当前我国基层医疗卫生系统改革需坚持政府管制为主、
市场为辅的关系。我国医疗卫生系统当前主要矛盾是公益性不足

和老百姓"看病难"、"看病贵"。有基于此,中央政府将基层医疗卫生机构的公益性改革作为推进医疗卫生体制全面改革的突破口,鼓励居民"小病到社区",缓解大医院"看病难"的问题[120];严格实施基层医疗卫生机构药品零差价,缓解居民"看病贵"的问题。此外,实现基层医疗卫生服务机构的公益性运行,不仅是解决当前我国整个医疗卫生系统主要矛盾的重要手段,也是满足基层医疗卫生服务机构主要提供公共产品或准公共产品的基本要求。由于当前我国基层医疗卫生机构改革正面临公益性功能定位转变等一系列基础问题,涉及到诸多医疗卫生体制和社会体制的基本问题,因而,我国基层医疗卫生系统目前必定是实施政府管制为主、市场化手段为辅的运行机制。但随着我国医疗卫生系统改革的推进和主要矛盾的变化,不排除会进一步提升市场的地位。当然,基于基层医疗卫生机构所提供服务主要是公共产品或准公共产品的特征,过多的市场化手段也是不可行的。

第二,我国基层医疗卫生机构的公益性运行需要将基层医疗卫生机构与大医院之间的竞争关系转变为协作关系。上文已述,英美两国基层医疗卫生机构在该国医疗卫生系统中都是功能清晰和独立的机构,而且与大医院是相互补充、相互协作的关系。而对于中国而言,虽然《中共中央国务院关于深化医药卫生体制改革的意见》(2009)已首次将基层医疗卫生机构界定为主要提供公共产品的公益性机构,但中国的大医院①依然提供诸如治疗感冒、发烧等基本医疗服务。此外,我国的基层医疗卫生机构和大医院之间又没有如同英国的首诊在基层医疗卫生服务机构的严格规定。因此,我国的基层医疗卫生服务机构和大医院在提供基本医疗服务

———————

① 本书大医院是指二、三级医院。

方面依然存在着竞争的关系。此外,由于基层医疗卫生服务机构
的医疗业务水平无法与大医院竞争,进而导致了大医院"看病难"
问题和基层医疗卫生机构患者数量不足并存,这又进一步加剧了
基层医疗卫生机构为保证收支平衡的逐利行为。因此,我国基层
医疗卫生机构改革必须要解决其与大医院之间的竞争关系,而
转为协作和补充的关系;否则,基层医疗卫生服务机构的公益性
功能必定无法实现。而基层医疗卫生机构与大医院之间竞争关
系向协作关系的转变,必定是政府的职责,靠市场机制是无法解
决的。

　　第三,统一与明确的财政投入依据、水平与监管是保证我国基
层医疗卫生服务机构健康发展的必要条件。据英美两国基层医疗
卫生系统的改革进程分析发现:虽然两国政府对基层医疗卫生机
构的财政投入依据和水平等方面均有过变动,但其投入的依据、水
平和监管均由联邦政府通过法规的形式予以了明确界定。与之相
对应的,我国政府财政每年对基本公共卫生服务的投入是基于机
构所覆盖或服务的常住人口数量进行一次性财政投入,虽各地的
人均投入水平有较大差距,在投入依据方面是明确的。但对于基
本医疗服务以及机构的固定资产与日常其他业务开支等各方面,
中央政府未有明确规定,而各地政府对该方面的投入依据复杂多
样,而且投入水平更是不足,主要依靠机构的基本医疗业务收入维
持机构运行[121]。此外,虽然各地均已出台了一定的基层医疗卫生
机构工作绩效考核办法和财务监管手段,但在基层医疗卫生机构
公益性机制尚未完全建立起来的前提下,这些手段起到的作用仍
不够明显。譬如,政府虽然对基本公共卫生服务进行了经费拨付,
但对于其开展的公共卫生服务的实际绩效,实则未有明确的考核;
因而,机构依然"重基本医疗而轻公共卫生",甚至诸如居民健康档

案造假等现象较为普遍[122]。因此，本文建议，有必要在彻底理清基层医疗卫生机构的固定资产、负债、基本医疗与公共卫生的成本的基础上，中央政府出台科学与合理的、统一的财政投入依据、水平与监管规范，并保障财政投入的足够到位，以此来保证基层医疗卫生机构公益性的切实运行。

第四，大力发展私立基层医疗卫生机构与不过分依靠政府财政投入是实现我国基层医疗卫生机构长期稳定发展的保障。上文已述，美国的所有社区卫生服务机构均为私立机构，而英国的私立机构也占全国基层医疗卫生服务机构的 66%。我国绝大部分基层医疗卫生机构是公立机构，其绝大部分财政投入又归地方政府（县级政府）负责[123]。而全国基层医疗卫生服务机构的功能和提供服务的内容又被中央政府界定为统一的，由于各县级财政必定存在巨大差异，因而该改革在各地推进过程中必然带来较大的阻力，甚至会面临失败[124]。英美两国的经验教训正是由于基层医疗卫生服务机构所需财政投入过大且持续增大，才迫使联邦政府更改政策（不断扩大联邦财政投入或采取市场化的举措）。有基于此，本文认为中央政府应进一步出台鼓励、培育私立基层医疗卫生服务机构发展的政策，甚至允许部分公立基层医疗卫生机构合法转为私立机构，让私立与公立基层医疗卫生服务机构公平竞争、共同发展。私立基层医疗卫生机构，不仅可大幅降低财政投入，而且只要政府监管得当，其完全可以保证公益性运行。因而，政府需要做的核心工作不再是举办过多的基层医疗卫生服务机构，而是逐步鼓励市场在基层医疗卫生服务机构的举办和运行方面发挥作用，政府应将工作重心将放到监管基层医疗卫生服务机构的公益性运行[125],[126]。

五、本章小结

通过本章对英美两国近半个世纪以来基层医疗卫生系统改革
进程的梳理,政府与市场在基层医疗卫生系统运行"各司其职"的
界限已较好地呈现了出来。此外,政府和市场的关系,二者相互依
存,过多的政府管制或过多的市场机制均无法起到公平且有效率
的资源配置,这为处理政府和市场的关系提供了较好的解答。对
于我国城市社区卫生服务中心公益性改革而言,基于英美两国的
经验教训,不能为了凸显"公益性"而使得政府对基层医疗卫生机
构的运行管得过死,让其失去了应有的活力;当然,为保证其公益
性运行,又离不开政府的规章制度(科学的规章制度)、财政投入与
监管。更为重要的是,英美两国的经验教训为我国城市社区卫生
服务机构的公益性改革提供了应规避的误区,如基层医疗卫生机
构是由政府举办还是市场举办,都可实现其公益运行。

诚然,本章与上一章对 15 个发达国家基层医疗卫生机构公益
性运行的界定,在对我国城市社区卫生机构公益性改革的启示方
面,有些内容是相近的,由于该两章内容是从不同视角对发达国家
该领域的经验进行的梳理,这为对其经验梳理的科学性与准确性
提供了较好的佐证。基于发达国家基层医疗卫生系统运行经验对
我国的启示,由于尚未有对我国具体的实证研究,这些启示依然停
留在设想层面。或者说,这两章对发达国家基层医疗卫生系统运
行经验的梳理,为我国城市社区卫生机构公益性及其财政投入机
制的研究提出了一些假设。

第五章

我国城市社区卫生服务
免费提供的可行性论证

第四章已述,发达国家基层医疗卫生机构的典型特征是免费或收取极少的费用。此外,对于非免费的发达国家除了收取极少的费用,基本都设置了较低的封顶线,即超过该医药费用数额,居民个人不再承担费用。对于中国而言,在全国范围内,城市社区卫生服务中心已提供了免费的基本公共卫生服务,该项经费由政府财政全额承担。本章基于对中国城市社区卫生服务中心历年医药费用、财政投入和基本支出结构,以及区县级财政可支付能力和医保基金结余等方面的分析,来论证在中国城市地区实行社区卫生服务中心免费提供医疗服务的可行性。

诚然,全国社区卫生服务中心提供免费医疗服务的可行性,应包括制度实施的多维度可行性分析。本章主要对社区卫生服务中心免费提供医疗服务所导致的医药经费保障可行性这个角度来判断,原因在于医药经费缺口弥补的可行性是该制度实施可行性以及真正实施的最重要一个方面。此外,对于该政策实施其他方面可能需要的保障支持,在本章只进行了简要的介绍,而在后续章节将进行更为详细的阐述。

一、全国城市社区卫生服务中心的业务量与财政投入现状

本章基于 2017 年"中国卫生和计划生育统计年鉴"的有关数据对全国城市社区卫生服务中心的年度门诊和住院总量、门诊和住院总医药费用进行了分析。表 5-1 结果显示：2012—2016 年期间，全国历年社区卫生服务中心的门诊和住院医药费总量分别呈上升趋势。此外，历年医药费用当中以门诊医药费占绝对主体；历年住院医药费总量占机构医药费总量的 13～14％。以 2016 年为例，全国社区卫生服务中心的年度医药费总量是 693.9 亿元，其中政府举办机构的年度医药费总量是 572.9 亿元。

表 5-1　2012—2016 年全国城市社区卫生服务中心医药总费用情况表（万元）

	2012	2013	2014	2015	2016
门诊总医药费	3 847 193	4 393 214	4 949 015	5 461 684	6 038 254
住院总医药费	649 690	725 197	785 553	843 363	901 072
政府办机构门诊医药费	3 407 443	3 652 160	4 084 487	4 537 364	5 006 604
政府办机构住院医药费	520 816	579 462	624 542	668 065	722 409

数据来源：2017 年中国卫生和计划生育统计年鉴[127]

由表 5-2 可知：2010—2016 年期间，历年政府对社区卫生服务中心的财政投入总量均有较大幅度增长。以 2016 年为例，该数据是 462.4 亿元。由于 2011 年新医改政策的原因，2012 年社区卫生机构财政投入总量是 2010 年的 2.3 倍。之后历年的财政投入又均呈较大幅度的增长趋势。可以预见的是，如果基于目前相关政策稳定的话，财政未来对社区卫生服务中心的投入总量是保持在每年 10％以上的增幅。通过财政投入与机构总收入的比值可以看出：相比较于 2011 年新医改之前，2012—2015 年财政投入

占总收入的比重有了较大增幅,该三年财政投入的比例相对稳定,基本在34%左右;而2015年和2016年该比例得到了更大的增长,分别达到了36.5%和39.1%。与此同时,将财政投入总量与机构的人员经费支出总量比较可知:历年政府财政对社区卫生服务中心的投入总量与机构的人员经费支出基本一致。由于历年卫生或卫生与计生统计年鉴均未单独将政府举办机构与非政府举办机构的收支数据单独分列,因而本章未对二者分别进行分析。鉴于分别为93%和70%的全国社区卫生服务中心为公立机构和政府举办机构,本章认为:有关财政投入占社区卫生服务中心总收入的比例或每个社区卫生服务中心的财政投入总量数据应略低于政府举办机构的实际相应数据。

表 5-2 2010—2016 年全国城市社区卫生服务中心收支结构表(万元)

	2010	2011	2012	2013	2014	2015	2016
机构数(个)	5 903	6 832	7 315	7 553	7 746	7 932	8 112
总收入	4 754 276	6 102 342	7 310 611	8 315 853	9 258 019	10 605 877	11 824 862
总财政投入	1 093 236	1 843 957	2 488 563	2 830 109	3 169 663	3 869 230	4 623 840
财政投入/收入(%)	23.0	30.2	34.0	34.0	34.2	36.5	39.1
总支出	4 626 771	5 961 603	7 045 808	8 027 328	8 904 027	10 124 405	11 380 325
总人员经费支出	1 354 739	1 921 158	2 407 367	2 840 683	3 226 209	3 885 094	4 412 928
每中心总收入	805.4	893.2	999.4	1 101	1 195.2	1 337.1	1 457.7
每中心财政补助收入	185.2	269.9	340.2	374.7	409.2	487.8	570.0
每中心人员经费支出	229.5	281.2	329.1	376.1	416.5	489.8	544.0

数据来源:2017 年中国卫生和计划生育统计年鉴[①]

由上述可知,虽然 2010—2016 年政府对社区卫生服务中心的财政投入历年均有较大幅度增加,但该财政投入与机构所直接提

[①] 国家卫生和计划生育委员会.2017 年中国卫生和计划生育统计年鉴.北京:中国协和医科大学出版社.2017.

供的医疗服务关联不大，主要是（在总量上）解决了机构的人员经
费支出。如果考虑到非政府举办机构所获财政投入较少的因素，
对于政府举办的社区卫生服务中心，政府财政应在总量上支付了
其人员经费支出和公共卫生服务支出；而对于非政府举办机构，应
仅支付了公共卫生服务支出。

二、社区卫生服务中心的患者自付费用情况

表5-3列出了全国城市社区卫生服务中心的患者均次门诊
医药费和均次住院费用。上一章也分析了机构的门诊和住院总医
药费用情况。但对于这些医药费用当中，具体多大比例或多少费
用被各类医疗保险报销，即患者实际自付医药费用的具体数据，目
前尚未有统计资料，在学界也未有研究和报道。第三章曾以北京
市为例对此进行过简单介绍，在此不再赘述。

表5-3　2012—2016年全国城市社区卫生服务中心均次费用情况表（元）

	2012	2013	2014	2015	2016
门诊均次医药费	84.6	86.5	92.3	97.7	107.2
住院人均医药费	2 417.9	2 482.7	2 635.2	2 760.6	2 872.4

数据来源：2017年中国卫生和计划生育统计年鉴

与此同时，由于全国各地城镇职工基本医疗保险、城镇居民基
本医疗保险的报销政策、报销比例都有极大差异；而且，城镇职工
基本医疗保险和城镇居民基本医疗保险两种制度之间也存在巨大
差异。此外，部分地区的社区卫生服务中心尚承担新农合居民的
医疗服务。因而，对于全国患者在社区卫生服务中心诊疗的自付
医药费用，到目前为止无法得出该确切数据。本章基于全国各地

城镇医疗保险制度的梳理和分析，为测算方便，不考虑各地的医疗保险起付线和封顶线，以门诊和住院医药总费用的50％为各类医疗保险报销的费用（由于医疗保险报销目录的要求，各地实际医疗保险报销比例必低于制度约定的报销比例，该数字应超过了实际的报销比例）。据上文的数据，患者2016年在社区卫生服务中心自付的医药费用大约为347亿元，而在政府举办机构的患者年度自付医药费用为286亿元。除此之外，基于2010—2016年社区卫生服务中心总收入的年均增长情况，未来全国该机构的患者自付费用应保持在年均10％的速度增长。

三、实行患者在社区卫生服务中心门诊和住院免费政策在财政上的可行性

目前政府财政对社区卫生服务中心的投入与机构所提供的直接医疗服务关联不大。因而，假定其他条件不变（依据现行的财政投入总量、机构的收费标准与支出状况），按照2016年的相关数据测算，如果实现居民在社区卫生服务机构免费就诊，除各类医疗保险承担的部分之外，剩余部分如由政府财政承担，该笔经费是347亿元，相当于当年财政对社区卫生服务中心投入总量的75％。如果只测算政府举办的社区卫生服务中心，该经费是286亿元，相当于目前财政对其投入的62％。

1. 市辖区政府财政承担社区卫生服务机构免费服务所需经费缺口的可行性

根据我国有关财政制度的要求，城市社区卫生服务中心的财政投入均由市辖区级财政（直辖市为正厅级、副省级城市为副厅级、厅级城市为正县级）负责。鉴于我国各市辖区级财政必定有较大差

异,本文选择了上海市徐汇区(上海市经济社会各方面发展最好的中心城区之一)和兰州市西固区(兰州市的五个区之一,是该市的主要工业区)作为样本,基本可代表我国经济最发达和欠发达的市辖区。

基于数据获得的可及性,对上海市徐汇区的有关数据采用了2008、2013 和 2016 三个年度。在 2008—2016 年期间,徐汇区共有 12 所社区卫生服务中心,且均为政府(徐汇区卫生局或卫生计生委)举办。由表 5-4 可知:作为全国经济发展水平最好的区之一,徐汇区 2016 年对社区卫生服务中心的财政投入为 3.86 亿元,占当年社区卫生服务中心总收入的比重为 28.4%;相比较于 2013 年的 16.2%和 2008 年的 6.2%已有了巨大提升。与此同时,在社区卫生财政投入总量方面,2016 年该财政投入总量是 2008 年的8.6 倍。此外,以 2016 年为例,徐汇区财政的卫生事业费支出为10.88 亿元,社区卫生服务中心财政投入占全区卫生财政总投入的比值为 35.5%。与此同时,当年徐汇区财政结余为-25.6 亿元。以社区卫生服务中心总医药费 50%由各类社会医疗保险报销为测算,如果徐汇区财政全额承担医疗保险报销剩余的 4.78 亿元医药费,徐汇区财政是没有能力承担的。

表 5-4 徐汇区财政收支与对社区卫生服务中心投入情况

	2008	2013	2016
社区卫生服务中心机构数量	12	12	12
社区卫生服务中心总收入(万元)	72 140.4	106 502.59	135 775.8
社区卫生服务中心总医药费(万元)	58 468.69	75 440.36	95 690.64
社区卫生服务中心财政投入总量(万元)	4 470.1	17 288.23	38 605.08
区财政总收入(亿元)	85.53	143.04	185.96
区财政总支出(亿元)	82.0	142.10	211.52
区财政卫生支出(亿元)	1.33	2.24	10.88

数据来源:上海市徐汇区财政公报与卫生统计汇编资料。

　　兰州市西固区在 2010～2014 年期间,共有两所政府办社区卫生服务中心和 4 所非政府办公立社区卫生服务中心。此外,该区尚有 5 所乡镇卫生院,未包含在本文分析之内。由表 5-5 和表 5-6 可知:兰州市西固区的两所政府办社区卫生服务中心,2014 年的总收入为 593 万元,其中财政投入总量为 531 万元,总医药收入为 61 万元,财政投入总量占年度总收入的比例为89.5%。此外,通过对西固区财政收入数据的分析可知,2010—2014 年区本级财政得到了较快增长,由 2010 年的 3.9 亿元增长到 2014 年的 8.5 亿元,翻了超过一番。即便如此,西固区本级财政收入远远少于本级财政支出。西固区的区级财政绝大部分依赖于上级财政的转移支付。在此基础上,2010—2014 年历年财政收入有 1 亿元左右的结余。对于非政府举办的社区卫生服务中心,2014 年 4 所机构总收入为 630.6 万元,其中财政投入总量为 96.1万元,总医药收入为 508.67 万元,财政投入总量占年度总收入的比例为 15.2%。因而,非政府办公立社区卫生服务中心的财政投入远远低于政府举办机构。此外,虽然西固区 6 所公立社区卫生服务机构的医药费总量不高,按照目前西固区的年度财政结余完全可以弥补医疗保险报销之后剩余部分。但考虑到该财政结余是依赖于上级转移支付,如果完全依赖于西固区本级财政是没有任何支付能力的。

表 5-5　2010—2014 年兰州市西固区财政收支与对政府办社区卫生服务中心投入情况(万元)

	2010	2011	2012	2013	2014
政府办社区卫生服务中心机构数量	2	2	2	2	2
社区卫生服务中心总收入	282	380	490	749	593
社区卫生服务中心总医药费	48	88	160	99	61

(续表)

	2010	2011	2012	2013	2014
社区卫生服务中心财政投入总量	228	292	330	445	531
区本级财政总收入	38 535	45 831	52 495	65 660	84 568
区财政总收入(包括上级转移支付)	86 715	107 682	110 915	148 640	210 856
区财政总支出	78 772	97 716	99 873	137 808	192 152
区财政卫生支出	2 600	2 900	3 050	3 800	8 045

数据来源:本课题组对兰州市的问卷调查资料。

**表 5-6 2010—2014 年兰州市西固区对非政府办公立
社区卫生服务中心投入情况(万元)**

	2010	2011	2012	2013	2014
非政府办公立社区卫生服务中心机构数量	4	4	4	4	4
社区卫生服务中心总收入	738.73	522.48	612.23	643.02	630.62
社区卫生服务中心总医药费	322.6	376.3	484.4	525.63	508.67
社区卫生服务中心财政投入总量	396.5	125.7	103.2	68.9	96.06

数据来源:本课题组对兰州市的问卷调查资料。

据上述分析可知:无论是对于经济欠发达的中国西部地区,还是经济最为发达的东部地区,如果社区卫生服务中心提供免费的医疗服务,其区级政府本级财政都无力承担该经费缺口。

2. 中央财政承担社区卫生服务免费服务经费缺口的可行性

由表 5-7 可知:在 2010—2016 年期间,中央财政收入历年均有较大幅度增长,但中央财政历年收不抵支。当然,每年中央财政收入都会从中央预算稳定调节基金调入一定的经费来弥补中央财政的收不抵支,在此不再赘述。此外,历年中央财政都对地方的医疗卫生进行较大的转移支付,如 2014 年为 2 841.01 亿元。如果单纯从历年中央财政收支决算数据来看,中央财政也无力承担全国城市社区卫生服务机构免费的经费缺口。

表 5 - 7　2010—2016 年中央财政决算分析表(亿元)

	2010	2011	2012	2013	2014	2015	2016
中央财政收入	42 488.47	51 327.32	56 175.23	60 198.48	64 493.45	69 267.19	72 365.62
中央财政支出	48 330.82	56 435.32	64 126.31	68 491.68	74 161.11	80 639.66	86 804.55
中央本级医疗卫生支出*	73.56	71.32	74.29	76.70	90.25	84.51	91.16
中央对地方的医疗卫生转移支付支出	1 411.79	1 676.46	1 973.92	2 511.57	2 841.01	—	—

注:中央本级医疗卫生支出在 2014 年及之后的数据都包括了医疗卫生和计划生育支出。中央对地方的医疗卫生转移支付支出在 2014 年也包括了计划生育的转移支出,而且 2015 和 2016 年的财政部决算报告未进行单列各项转移支付支出。资料来源:2010—2016 年中央财政决算公报。

四、医疗保险基金等其他途径承担社区卫生服务免费服务经费缺口的可行性

1. 财政对各级医疗卫生机构投入结构调整的可行性

上文分别论证了市辖区财政和中央财政都难以承担为社区卫生服务提供免费医疗服务的经费缺口。考虑到我国财政分权制度的基本原则,本文未再对省级和地市级财政对该经费缺口承担的可行性单独进行分析。

此外,本文认为有必要通过各级财政对各类医疗卫生机构的投入结构进行分析,以了解财政的可支付能力。由表 5 - 8 可知:2010—2016 年各级财政对县级及以上公立医院的财政投入历年增加,由 2010 年的 792.9 亿元增长到 2016 年的 2 124.6 亿元。具体而言,2011—2014 年期间,每年大致为 150 亿元的增长,而 2015 年比 2014 年增长了 418 亿元,2016 年又比 2015 年增长了 255 亿元。虽然政府对公立医院的财政投入总量每年都有较大增长,但

公立医院的公益性并未有明显改善。通过历年政府财政对公立医院投入占其总收入的比值可佐证:该比值历年基本维持在8～9％的水平。换句话说,政府财政对公立医院的投入增加是被动于医院总收入的增长。这也必然反映出,在现有财政投入总量、比例和机制下,公立医院的运行机制难以改变,而其公益性运行机制更难以建立。与此同时,随着公立医院总收入的逐年增长,未来财政对其投入的总量必定还得不断提高,但又无力改变其运行机制。有基于此,本文设想:如果将未来财政对公立医院新增加的财政投入(仅为历年应新增部分)用于承担城市社区卫生服务机构免费提供医疗服务的经费缺口,应不失为一个相对可能的方案。其初步依据在于:同等的财政投入用于公立医院的新增财政投入,对公立医院的运行未有改变,如同"石沉大海";但将其用于社区卫生服务中心发展,则让全国的城市居民享受到免费的医疗卫生服务。与此同时,随着社区卫生服务中心免费医疗服务的提供,县级及以上公立医院的大部分现有基本医疗和公共卫生职责应出现萎缩或取消,也理应减轻政府对其财政投入的总量。当然,此处尚需解决的一个问题是财政分权的原则:如果城市社区卫生服务中心的财政投入依然完全归属于区级政府财政,该方案将难以实行。对于该设想的具体可行性,本书的后续章节会对其进行翔实论证,在此不再赘述。

表5-8 2010—2016年全国县级及以上公立医院收支结构表

	2010	2011	2012	2013	2014	2015	2016
机构数(个)	13 510	13 180	12 979	12 971	12 897	12 633	12 302
医院总收入(亿元)	9 699.2	11 640.7	14 212.7	16 430.1	18 842.8	20 842.6	23 270.1
财政投入总量(亿元)	792.9	1 010.5	1 158.8	1 305.3	1 452.1	1 869.8	2 124.6
财政投入/总收入(％)	8.2	8.7	8.2	7.9	7.7	9.0	9.1

数据来源:2017年中国卫生和计划生育统计年鉴

2. 由医疗保险基金全额承担医疗费用的可行性

由于没有城镇居民医疗保险基金的结余数据,本文仅以城镇职工基本医疗保险基金结余为例来探析该可行性。据 2017 年《中国卫生和计划生育统计年鉴》数据:2015 年城镇职工基本医疗保险基金的累计结余为 10 997.1 亿元。2010—2015 年城镇职工基本医疗保险基金的当年结余均呈历年上升趋势,2015 年度当年基金结余为 1 552 亿元。因而,如果不考虑其他方面的限制,医疗保险基金应完全可以承担得起社区卫生服务中心诊疗免费的经费缺口。后续章节将对社会医疗保险基金承担社区卫生服务中心提供免费医疗服务经费缺口的可行性做进一步论证,在此未再详细阐述。

表 5 - 9　2010—2015 年全国城镇职工基本医疗保险结余情况(亿元)

	2010	2011	2012	2013	2014	2015
基金收入	3 955.4	5 539.2	6 061.9	7 061.6	8 037.9	9 083.5
基金支出	3 271.6	4 431.4	4 868.5	5 829.9	6 696.6	7 531.5
年度结余	683.8	1 107.8	1 193.4	1 231.7	1 341.3	1 552.0
累计结余	4 741.2	6 180.6	6 884.2	8 129.3	9 499.8	10 997.1

数据来源:2017 年中国卫生和计划生育统计年鉴

五、社区卫生服务中心免费提供医疗服务的总体可行性的初步判断

本书第三章相关内容已述,加拿大、丹麦、英国、意大利和荷兰等国家都施行了免费的基层医疗卫生服务政策,以及其他多个发达国家采用了收取极少费用的基层医疗卫生政策,并未出现基层医疗卫生机构的人满为患和财政无力承担的现象。此外,对于社

区卫生服务中心所提供的公共卫生服务,在中国也实施了全部免费。因而,社区卫生服务中心提供免费的医疗服务,并非"天方夜谭",而且发达国家的成熟经验可以作为借鉴。

社区卫生服务中心所提供的医疗卫生服务已被中共中央国务院明晰界定为了公共产品,并要求向全民提供,具体见《中共中央国务院关于深化医药卫生体制改革的意见》(2009)。与此同时,对于县级及以上公立医院所提供的医疗卫生服务,各级政府从未以"公共产品"来界定。在本书的理论基础部分(第二章),曾对城市社区卫生服务中心所提供医疗卫生服务是否是公共产品进行了判定,严格意义上讲,其不属于公共产品,至少不属于萨缪尔森所界定的"纯公共产品"。但据各国的实践来看,相比较于大医院所提供的医疗服务,社区卫生服务中心所提供的基本医疗服务,更接近于社会产品或准公共产品的属性。因此,本文所提出的优先实现城市社区卫生服务中心的免费服务提供,而将对公立医院财政投入的增量用于社区卫生服务,也应是符合学界和各国政府的基本常识。

此外,虽然单纯由市辖区财政或中央财政完全承担社区卫生服务中心免费医疗服务的医药经费缺口具有较大的难度;但通过改变财政对医疗卫生投入的结构,譬如对于公立医院的未来新增财政投入转移到社区卫生服务中心上,或者通过社会医保基金的庞大基金结余,是完全可以承担得起社区卫生服务中心医疗服务免费提供的医药经费缺口。因而,本文初步认为实现全国城市社区卫生服务中心医疗服务的免费提供在经费上是具备可行性的。高和荣(2017)也提出了实行上级医院全面托管基层医疗机构,减少财政投入三级医院,实行财政向基层医疗机构倾斜的政策[128];诚然,该论文与本书的推理逻辑和依据有较大区别,但该观点在一定程度上也佐证了本书对社区卫生服务中心免费提供经费来源渠道设想的合理性。

当然,考虑到中国人口众多,尤其是城市地区居住密集度不同等现实情况,如果直接实行完全免费可能会造成一定的问题[129],可采取分步走的方案,逐步实行免费的城市社区卫生服务。如此一来,对财政或其他途径的经费压力也有较好的缓冲。基于发达国家的经验,本文认为可继续实行一定程度的医保起付线和(或)报销比例,但应取消封顶线,而且实行超过一定数额的费用之后,患者不再支付医疗费用。此外,对于儿童、老年人、残疾人等弱势群体实行费用减免。当然,在具体制定政策过程中,应从政策上规避应出院而不出院者、应转诊而不转诊者,不能将社区卫生服务中心当作养老院和护理院(在具体的现场调查和定性访谈中,本研究了解到部分社区卫生服务中心已出现了持续住院一年的患者)。此外,该"免费"政策的实施试运行一段时间经过科学评估之后,再决定是否取消起付线和报销比例的限制。本书更主张实行征收起付线和实行报销比例的政策,这在较大程度上可规避医疗资源的浪费,而没有必要去追逐字面意义上的"免费"服务。

六、社区卫生服务中心免费提供医疗卫生服务政策实施可能带来的问题及必要保障措施

城市社区卫生服务中心医疗服务免费提供的可行性,除了医药经费保障的可行性之外,必然还涉及一系列其他方面的可行性论证。本书对于该政策实施还应需妥善处理的问题或保障政策梳理如下。

1. 农村乡镇卫生院医疗服务的收费问题

如果城市居民享受到了社区卫生服务中心所提供的免费医疗

卫生服务,但农民在乡镇卫生院就诊依然需要自付费用,这将出现城乡差距的进一步拉大,可能会带来一定的社会问题。之所以提出城市社区卫生服务中心医疗卫生服务免费的方案,首先是为了解决公立医院"看病难"、"看病贵"的问题。具体而言,中国的公立医院,尤其是绝大部分的三级医院都分布于地区级(市级)以上的城市,实行社区卫生服务机构的免费服务政策,应可极大缓解三级医院看病难的问题,更合理地实现患者就诊在不同级别医疗机构之间的分流。其次,主要考虑到城市地区的各级政府财政和当前的社会医疗保险等各方面均优于农村地区,在推行该政策过程中,所面临的经费压力相对较小,因而,相对于农村地区而言,城市社区卫生服务中心的医疗服务免费提供,更具有作为试点的基础。与此同时,发达国家基层医疗卫生机构的免费或极少费用的医疗服务提供均未将城乡进行区分。因而,城市社区卫生服务中心应是我国基层医疗卫生机构开展免费医疗服务的试点,在总结经验的基础上,以实现全国基层医疗卫生机构医疗服务的免费提供。

2. 政府举办和非政府举办社区卫生服务中心的共存和差别

本书认为,应区别对待政府举办和非政府举办的社区卫生服务中心。对于政府举办的社区卫生服务中心,实行财政兜底,实现免费医疗服务提供,但严格限制医疗服务的提供范围,并对其进行严格的考核;而对于非政府举办的社区卫生服务中心,实行同等的医疗和公共卫生服务经费补贴,但相对宽松地限制其医疗服务提供范围,并只对其医疗服务提供规范等进行评估、准入和取缔,但不直接干预其运行。总之,城市社区卫生服务中心的发展离不开非政府举办或私立机构的运行,私立机构不仅对政府举办机构提供行内竞争,更为居民提供多维度的选择空间。

3. 财政对社区卫生服务中心的投入依据

本书的上述经费测算只是粗放式的估计，如果在不减少当前医药收费总量的前提下，即便政府财政对其不再有额外经费增加，社区卫生服务中心应该可以维持运行。但该经费缺口的弥补是笼统的，而且依据不明确的。这种粗放式的投入必然还存在较多的问题。首先，医药费用应基于医疗服务和公共卫生服务的具体成本而制定，而不是目前允许社区卫生服务中心提供医疗服务存在利润的空间，用以弥补财政投入的不足，保证机构的收支平衡。因而，具体的医药费用的经费缺口应基于成本的数据而展开。其次，对于政府举办机构的房屋、医疗设备、日常业务经费、人员经费等，均需要进行统筹安排（后续章节将对其进行详细论证）；而对于非政府举办机构，还得预留该类机构的利润空间。再次，对社区卫生服务中心的财政投入与考核（公益性运行考核）将是未来的重点和重心。如何保证机构控制成本、保持激励、患者和居民满意，这将是社区卫生服务中心公益性运行的核心评价标准。只有对社区卫生服务中心的运行进行定期、客观的评价，才能保证其运行的效率。

4. 社区卫生服务机构在城市医疗卫生体系中的角色和定位

既然社区卫生服务中心实行了免费的医疗服务提供，那其在城市医疗卫生体系中的定位应明确：对于享受政府举办社区卫生服务中心免费医疗服务的居民，必须要与社区卫生服务中心签订首诊协议；只有经过社区卫生服务中心的首诊且转诊许可，才能到公立医院就诊；而对于非政府举办的社区卫生服务中心，应放松该限制条件（可采用一定的报销限制予以引导患者在社区卫生服务中心就诊），以保证非政府举办社区卫生服务中心在政策上的优势性，否则，私立机构难以与政府举办机构的竞争。如此这般，政府举办社区卫生服务中心和非政府举办机构具有了一定的差异,而且社区卫生服务中心与大医院之间又进行了分工与合作,减轻了大医院人满为患的现象。

七、本章小结

通过对历年全国城市社区卫生服务中心医药总费用、总财政投入和支出的分析,结合上海市徐汇区和兰州市西固区的财政投入和中央财政收支的案例分析,本书认为:完全依赖于当前城市社区卫生服务中心由市辖区级财政负责的原则是难以实现全国城市社区卫生服务中心医疗服务的免费提供。此外,由中央财政专项拨款对各地社区卫生服务中心进行财政补助的方式,结合教育、环保等其他公共服务来看,可行性也不大。但是基于各级财政对公立医院公益性改革的庞大财政支出与公立医院公益性改革的难度和收效甚微,以及全国城镇职工基本医疗保险的庞大基金结余,本书初步认为通过改变财政对公立医院财政投入的新增量或采用医保基金结余用来弥补城市社区卫生服务中心免费医疗服务医药经费缺口的方式是可行的。因而,本书认为:如果每年用不到300亿元的经费支出,实现了全国城市地区居民在社区卫生服务中心的免费医疗卫生服务,对改变中国医药卫生体制的逐利运行机制具有举足轻重的作用,对整个医疗卫生体制的公益性纵深改革都具有重大和深远的影响;这项工作不仅具有一定的可行性,让亿万群众享受社会主义制度的优越性和改革开放以来社会发展的红利都具有重要的战略意义。

与此同时,虽然城市社区卫生服务中心免费医疗服务提供具备一定的可行性,但要真正实施,尚需一系列的配套政策予以保障,以真正引导城市社区卫生服务中心的科学与公益性运行。最为主要的是:科学与严格评估和监督政府举办社区卫生服务中心的公益性运行;创造非政府举办机构运行的活力空间,让其成为重要的补充;界定政府举办社区卫生服务中心在整个医疗卫生体系当中的地位,强制实施居民在政府社区卫生服务中心的首诊服务等。通过一系列配套政策,使得城市社区卫生服务中心免费提供医疗服务,又合理引导全体城市居民的公平、高效地使用医疗资源,以此带动整个医药卫生体制公益性的改革,并为广大农村地区基层医疗卫生机构的免费医疗服务提供经验,以此为最终实现全国所有居民在基层医疗卫生服务机构均可享受免费的医疗服务奠定基础。

本书认为实现城市社区卫生服务中心免费提供医疗卫生服务,在实施上是具备可行性的,但其经费来源不应基于市辖区级财政支出,而是来源于基于医保基金的结余或对于公立医院财政投入的新增量(下文会对其进一步进行可行性解释)。如此一来,对于我国城市社区卫生服务中心而言,至少在经费保障方面,其完全可以实现发达国家基层医疗卫生机构公益性运行的典型特征,即向全民免费提供医疗卫生服务。

第六章

社区卫生服务中心与大医院
合作关系的构想与论证

　　本书第三章对发达国家基层医疗卫生机构共同特征的概括提到：各国基层医疗卫生机构在医疗卫生系统的功能都有了清晰的界定，而且一般为全国医疗卫生系统的"守门人"，即居民的首诊在基层医疗卫生机构，或者基层医疗卫生机构与大医院在功能上有着明确的不同分工。基于我国基层医疗卫生机构与大医院在医疗服务提供方面存在竞争关系，上文已提出了取消大医院的基本医疗服务功能，将二者在功能界定上严格区分开来的设想，具体内容不再赘述。与此同时，本书的上一章又进一步提出了社区卫生服务中心免费或收取极少费用提供医疗服务的医药费用缺口可由公立医院新增财政投入转移对其补偿的设想。

　　前文对社区卫生服务中心功能及其与大医院的关系虽已有简要介绍，但未对公立医院取消基本医疗服务与功能和将大医院新增财政投入转到社区卫生服务中心的可行性和依据进行展开。本章将对其依据进行具体阐述，并提出可行性的对策，以将社区卫生服务中心与大医院目前的竞争关系转为合作关系。

一、我国在政策上对社区卫生服务中心与大医院功能与相互关系的界定

社区卫生服务中心与大医院在医疗服务提供方面是竞争的关系，而且二者在功能上未有严格的区分。有基于此，本文对该领域的政策进行梳理，以了解二者的关系。迄今为止，"新医改意见"（2009）是对医疗卫生服务体系规定最为权威、最为全面、也是相对最新的政策文件。以其为依据，本文对社区卫生服务中心和大医院在功能上的界定，及其二者的关系进行介绍如下。

首先，"新医改意见"对社区卫生服务中心功能的规定：以维护社区居民健康为中心，提供疾病预防控制等公共卫生服务、一般常见病及多发病的初级诊疗服务、慢性病管理和康复服务；转变社区卫生服务模式，不断提高服务水平，坚持主动服务、上门服务，逐步承担起居民健康"守门人"的职责。"守门人"一词正式与社区卫生服务中心的功能关联在一起。因而，虽然我国未强制要求城市居民首诊在社区卫生服务中心，但政府已有将社区卫生服务中心界定为"守门人"的意图。

其次，"新医改意见"对大医院（城市医院）的界定：充分发挥城市医院在危重急症和疑难病症的诊疗、医学教育和科研、指导和培训基层卫生人员等方面的骨干作用；有条件的大医院按照区域卫生规划要求，可以通过托管、重组等方式促进医疗资源合理流动。由此来看，大医院的核心功能是危重急症和疑难病症的诊疗、医学教育和科研、指导和培训基层卫生人员这三个方面。此外，"基本医疗服务"的提供不属于大医院的核心功能范畴。

最后，"新医改意见"对社区卫生服务中心与大医院的关系规

定：建立城市医院与社区卫生服务机构的分工协作机制，城市医院通过技术支持、人员培训等方式，带动社区卫生服务持续发展；同时，采取增强服务能力、降低收费标准、提高报销比例等综合措施，引导一般诊疗下沉到基层，逐步实现社区首诊、分级医疗和双向转诊；整合城市卫生资源，充分利用城市现有一、二级医院及国有企事业单位所属医疗机构和社会力量举办的医疗机构等资源，发展和完善社区卫生服务网络。

"新医改意见"对社区卫生服务中心、大医院功能的规定，及其二者的工作关系，本文认为与本研究前述成果是完全吻合的。这充分表明：一方面，"新医改意见"的科学与合理；另一方面，该政策未在实践中得到切实的贯彻。具体而言，其科学与合理主要体现在：我国中央政府已对社区卫生服务中心和大医院在功能上进行了区分，并提出了逐步实现首诊在社区卫生服务中心，并将其作为"守门人"，以及大医院作为危重急症和疑难病症的诊疗、医学教育和科研中心，不再提供基本医疗服务；更为重要的是，界定了二者为"分工协作"关系。与此同时，"新医改意见"也有其局限性，最重要的是：虽然提出了未来方向的规划，但未有具体的实施方案、实施步骤和时间节点。这也就造成了虽然规划科学与合理，但社区卫生服务中心和大医院在医疗服务提供方面依然处于竞争关系的现状。

此外，基于对发达国家基层医疗卫生机构运行共同特征和我国医疗卫生系统现状分析而归纳出来的我国基层医疗卫生机构公益性运行的界定、社区卫生服务中心的功能界定及其与大医院的关系，与"新医改意见"为代表的我国该领域的权威政策完全吻合，本文认为：本研究的立足点、研究思路是完全符合中国社区卫生服务中心实际和未来发展方向的，这为本研究结果与结论的可靠性、可信性和可应用性奠定了坚实的基础。

二、"医疗联合体"对于社区卫生服务中心和大医院关系转变的尝试

"新医改意见"（2009）自中共中央国务院颁布以来已有多年，但社区卫生服务中心与大医院的关系未有本质改变。时隔八年之后，在上海等大城市"医疗联合体"试点经验的基础上，国务院办公厅下发了《关于推进医疗联合体建设和发展的指导意见》（国办发〔2017〕32号），以期通过医疗联合体的方式，实现社区卫生服务中心与大医院的"分工协作机制"。本文对该指导意见简要介绍如下。

首先，医疗联合体在城市地区的形式为医疗集团。在设区的市级以上城市，由三级公立医院或者业务能力较强的医院牵头，联合社区卫生服务机构等，形成资源共享、分工协作的管理模式；在医联体内以人才共享、技术支持、检查互认、处方流动、服务衔接等为纽带进行合作。

其次，医疗联合体将在短时间内普及到所有城市。具体步骤为：2017年，基本搭建医联体制度框架，全面启动多种形式的医联体建设试点，三级公立医院要全部参与并发挥引领作用，综合医改试点省份每个地市以及分级诊疗试点城市至少建成一个有明显成效的医联体；到2020年，全面推进医联体建设，形成较为完善的医联体政策体系，所有二级公立医院和政府办基层医疗卫生机构全部参与医联体，推动形成基层首诊、双向转诊、急慢分治、上下联动的分级诊疗模式。

最后，医疗联合体实施具备了较好的保障机制。具体为：坚持

医疗、医保、医药联动改革，创新机制，逐步破除行政区划、财政投入、医保支付、人事管理等方面的壁垒和障碍，优化资源结构布局，结合医保支付方式等改革的推进，逐步建立完善医疗机构间分工协作机制；鼓励医联体内二级以上医疗机构向基层医疗卫生机构派出专业技术和管理人才。

由上述可知，医疗联合体的发展思路，为实现城市居民首诊在社区卫生服务中心，将社区卫生服务中心作为医疗卫生系统的"守门人"，实现社区卫生服务中心和大医院的分工合作机制，提供了重要的载体。更为重要的是，为本书所提有关政策建议的落地提供了可行性。具体为：医疗联合体的广泛普及为本文所提政策建议"将公立医院新增财政投入转为社区卫生服务中心，实现社区卫生服务中心免费或收取较少费用的医疗服务提供"提供了极为有利的制度便利，也为破除行政区划和财政投入的壁垒提供了坚实的基础。

医疗联合体政策的提出和即将在所有城市的建立，是否意味着本研究失去了意义了呢？答案显然是否定的。本书的最重要内容是社区卫生服务的公益性运行是免费或收取极少费用的医疗服务提供，而医疗联合体的所有城市普及，是为社区卫生服务中心公益性运行提供了重要的制度保障，而非等同于真正实现了本文所提的社区卫生服务中心公益性运行。

三、基于医疗联合体的社区卫生服务中心与大医院关系的进一步设想

医疗联合体是实现社区卫生服务中心与大医院分工协作关系的重要一步。但医疗联合体是一种权衡了各方利益的松散组织，

其实施效果尚有待于实践的检验，其依据在于：大医院"基本医疗服务"的功能没有明文界定为取消。在社区卫生服务中心和大医院"逐利"运行动机未得到根本改变的前提下，二者又各自为独立的"经济体"，如果大医院开展的基本医疗服务"有利可图"，更重要的是基本医疗服务的开展，可保证庞大的患者群体；而如果基本医疗服务取消，患者的数量必然会骤然下降，对大医院医疗收入带来重大影响。进而，本文推断：医疗联合体无法导致大医院主动取消基本医疗服务。与此同时，医疗联合体并没有强制居民首诊在社区卫生服务中心。因而，通过医疗联合体无法真正将社区卫生服务中心和大医院的功能完全分开。有基于此，本书对医疗联合体未来的发展提出了新的设想，以此来切实保证社区卫生服务中心与大医院的分工协作关系，又实现二者各自应有的机构功能。具体设想如下。

在政府举办各类机构之间，取消政府举办大医院的所有基本医疗服务功能，将与其关联的医务人员和医疗设备等转到同一个医联体内的政府举办的社区卫生服务中心。与此同时，如要在政府举办的大医院就诊，必须有同一医联体内社区卫生服务于中心的转诊许可。此外，保留二者的相对经济独立性，大医院转到社区卫生服务中心的医务人员和设备，可以通过"股份制"等多种方式共同来举办社区卫生服务中心。而对于非政府举办机构，尤其是私立机构，本书建议可采取较为灵活的方式，即便加入医疗联合体，也不宜采用强制居民首诊在私立社区卫生服务中心，给予各类私立医疗卫生机构一定的运行灵活性，发挥市场机制应有的作用。

本书认为：该设想可实现"多赢"的局面。首先，通过首诊在社区卫生服务中心，实现了社区卫生服务中心"守门人"的功能；其次，通过大医院"基本医疗服务"功能及其医务人员和设备的划拨，使得社区卫生服务中心的医疗业务水平在短时间内可得到快速提升；再次，三级医院通过"股份制"等方式参与社区卫生服务中心的运行，并没有真正让其患者流失；而且由于一个医疗联合体只有一所三级医院，"万流归宗"，对于疑难杂症、重症疾病患者，将依然会流入三级医院；最后，三级医院在取消基本医疗服务功能之后，"轻装上阵"，为三级医院的医务人员减轻了大量重复性、低技术的工作量，而为他们攻关疑难杂症、重症疾病以及医学学术科研提供了便利，更为三级医院成为区域医疗临床与科研中心提供了保障。

与此同时，上一章所提出的将公立医院新增财政投入转到社区卫生服务中心，用以补偿后者免费或极少费用医疗服务提供的经费缺口，也提供了可行性的依据，即大医院的基本医疗服务功能及其人员和设备都划转到社区卫生服务中心，而在大医院运行机制未有根本性变革之前，政府财政投入总量至少不应继续增加。此外，医疗联合体的实施意见也提到了打破医保的壁垒，也为上一章所提出可由社会医保基金结余来补偿社区卫生服务中心公益性运行经费缺口提供了重要的可行性，在此不再具体展开。

四、社区卫生服务中心与大医院合作关系构想的可行性论证

上文对社区卫生服务中心与大医院合作关系构想的提出，是基于我国医疗卫生系统新的改革模式"医疗联合体"为载体。由于医疗联合体将于 2020 年在全国所有城市实施，因而该构想如能加载在现有医疗联合体的规划之中，我国社区卫生服务中心的公益性运行目标可在三年内得到实现。进而，该构想的可行性对社区卫生服务中心公益性运行目标的实现，对本研究总体目标的实现，

以及本书所提政策建议的采纳等都具有举足轻重的意义。有基于此，本书对该构想的可行性进行了规范的论证。可行性论证的参加者为上海市徐汇区和兰州市城关区的各社区卫生服务中心负责人，两区的卫生行政部门、财政部门、医疗保险管理部门负责人，上海中山医院、甘肃省省立医院和兰州大学第二附属医院等三级医院负责人，上海市卫生计生委和甘肃省卫生计生委负责人，以及卫生管理领域的专家学者。对于该构想的具体可行性论证的具体内容如下。

首先，对于"公立医院将基本医疗服务功能及其医务人员和设备通过股份制形式全部划转给同一医联体内的社区卫生服务中心"，社区卫生服务中心负责人、区卫生行政部门，都表示愿意接受这种方案；而三级医院负责人均表示：如果没有政府的强制命令，三级医院不可能把基本医疗服务划转给社区卫生服务中心。某三级医院负责人讲到：*医疗联合体，虽已在上海进行了试点，但其效果如何，我们不清楚；医疗联合体也并没有要求将三级医院医疗服务功能取消，因此，如果没有政府的强制命令，我们肯定不会这么做的。*此外，无论社区卫生服务中心负责人，还是三级医院负责人均认为该构想是符合未来医疗卫生体制改革目标的。某社区卫生服务中心负责人表示：*只有这样才能真正做到首诊在社区卫生服务中心，这个思路是正确的。*某三级医院负责人提到：*将三级医院的基本医疗服务切掉，只做疑难杂症和重症疾病，未来应该可行，但目前来看，困难也很大，最重要的是三级医院的医生（基本医疗服务）不会愿意转到社区（卫生服务中心）去工作。*由此来看，该构想的实现虽需要克服不少困难，但至少其没有违背医疗卫生系统未来改革的方向，也表明该构想具有可行性；当然该构想的实现必然离不开中央政府的政策指导。

其次,"对于公立医院新增财政投入转为社区卫生服务中心免费或极少收费的医疗服务提供的医药经费缺口",三级医院各位负责人明确表示反对。某三级医院负责人讲:如果将三级医院基本医疗服务全部转给社区(卫生服务中心),那就代表三级医院对社区(卫生服务中心)提供了巨大帮助了,再将我们的财政投入无偿转给他们,就没有道理了。省级卫生行政部门负责人和专家学者均提到:目前公立医院的财政投入本身总量确实不足,每年政府财政对其虽有增加,但财政投入占医院收入的比例基本变化不大,再将其新增财政投入转给社区卫生服务中心,难度应该比较大。此外,某财政部门负责人提到:如果三级医院取消了基本医疗服务,其业务量必然大幅下降,总收入也应下降,因而,可能就不一定有新增财政投入了,将这部分新增财政投入(已在各级政府财政的预期内)用于社区卫生服务中心,尤其是三级医院参股举办的社区卫生服务中心,应该也是合理的。与此同时,各位论证的参加者均提到:通过社会医疗保险基金结余的方式,以一种可变通的手段,如总额预付制,将其用于社区卫生服务中心免费或极少费用地提供医疗服务,其应具有更高的可行性。此外,论证参加者们还提到:可以将公立医院新增财政投入和社会医疗保险基金结余两种方式结合起来,共同弥补社区卫生服务中心的医药经费缺口。

由上述可知:上文所提社区卫生服务中心和大医院在医疗联合体形式上进一步合作的构想具有较好的可行性。当然,该构想的实现必然离不开中央政府的支持。

五、本章小结

医疗联合体在 2017 年由国务院办公厅要求全国在 2020 年实

现所有城市的普及，为实现本书所力主的社区卫生服务中心与大医院分工协作机制的建立提供了坚实的制度保障，也为实现本书所提社区卫生服务中心公益性运行的医药经费缺口由公立医院新增财政投入或社会医疗保险基金结余予以保障提供了重要的可行性，更为本书有关政策建议的落地和实施提供了重要的平台和保障。

与此同时，医疗联合体是一个较为松散的组织，并没有打破机构之间利益的真正壁垒，更没有改变各类医疗卫生机构"逐利性"的运行机制及其医务人员的工作动机。因而，完全依靠医疗联合体无法真正实现社区卫生服务中心公益性运行。鉴于此，基于医疗联合体的产生和即将全部普及（虽然本文认为不宜过快做到全国所有城市的普及），提出了医疗联合体进一步发展的设想，那就是在政府举办的各类机构之间，实现首诊在社区卫生服务中心，将大医院基本医疗费服务的功能及其医务人员和设备全部转到社区卫生服务中心，通过"股份制"等形式共同举办社区卫生服务中心。此外，本书对该构想的可行性进行了论证，得出了具有较好可行性的结论；认为该设想的实现必将为社区卫生服务中心公益性运行提供坚实的基础和不可缺少的必要条件。

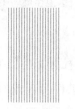

第七章

城市社区卫生机构的财政投入、工作动机与公益性运行的实证研究

　　基于前述各章的论述,城市社区卫生服务机构免费或收取较少费用地提供各类医疗卫生服务被认为是实现该机构公益性运行的主要标志。与此同时,该免费或近乎免费的医疗卫生服务提供必须以相应的财政投入或专项经费弥补为基础。有基于此,本章拟回答如下两个问题:第一,如果城市社区卫生服务机构免费提供各类医疗服务,那么机构就是公益性运行了吗? 第二,城市社区卫生服务机构依然不提供免费医疗服务,那么机构能实现公益性运行吗? 换句话说,本章希望回答的问题是:医疗服务的免费提供是否是决定城市社区卫生服务机构公益性运行的唯一要素。

　　此外,第五章和第六章的内容主要聚焦于城市社区卫生服务中心医药费由政府财政或专项基金承担的可行性,本章将对城市社区卫生服务中心的房屋建设、医疗设备、人员经费、日常业务开支等全方位的支出进行分析,以进一步对城市社区卫生服务机构的财政投入与机构的收支依据进行梳理。前文已述,公益性运行是我国城市社区卫生服务机构改革的目标,也是各国基层医疗卫生机构运行的原则和标准。因而,本章基于对上海市徐汇区、静安区和兰州市所辖的五个区社区卫生服务中心运行激励与机制的调查,尤其是基于政府举办机构与非政府机构的运行机制和各类收入与支出依据的比较,以判定城市社区卫生服务中心及其医务人员的工作动机,以期为城市社区卫生服务机构公益性运行的实现提供更为全面的政策建议和支持。

一、全国城市社区卫生服务中心财政投入与机构运行现状

在本书的上一章曾对全国社区卫生服务中心的财政投入等进行过介绍和分析,此处对其从另一个视角来分析财政投入状况,具体如下。由表 7 - 1 可知:2010—2016 年期间,政府对社区卫生服务中心的财政投入总量历年具有较大增长,2016 年财政投入总量是 2010 年的 2.96 倍。此外,财政投入占社区卫生服务中心总收入的比例由 2010 年的 23.0%增长到 2016 年的 37.6%。另外,机构的财政收支结余,历年均为正值,结余收入历年也基本呈增长趋势;由 2010 年的 21.6 万元增长到 2016 年的 54.8 万元。由上述可知:从全国范围内来看,自新医改之后,政府财政对城市社区卫生服务中心已有了较大增长幅度的投入,而且社区卫生服务中心收支运行平稳并有盈余。

表 7 - 1   2010—2016 年全国城市社区卫生服务中心收入情况表

	2010	2011	2012	2013	2014	2015	2016
机构数(个)	5 903	6 832	7 315	7 553	7 746	7 932	8 112
平均每个中心总收入(万元)	805.4	893.2	999.4	1 101.0	1 195.2	1 337.1	1 457.7
其中:医疗收入	574.8	572.5	615.1	677.9	739.6	794.0	854.2
内:药品收入	388.1	367.5	404.7	443.3	483.6	519.8	564.0
财政补助收入	185.2	269.9	340.2	374.7	409.2	487.8	548.5

（续表）

	2010	2011	2012	2013	2014	2015	2016
上级补助收入	24.0	29.2	21.4	21.8	21.5	23.0	21.5
平均每个中心总支出(万元)	783.8	872.6	963.2	1 062.8	1 149.5	1 276.4	1 402.9
其中:人员经费支出(万元)	229.5	281.2	329.1	376.1	416.5	489.8	544.0

数据来源:2017 年中国卫生和计划生育统计年鉴①

　　表 7 - 2 提示:全国城市社区卫生服务中心在 2010—2016 年
期间,门诊病人次均医药费和住院病人人均医药费,除 2011 年略
低于 2010 年之外,其余各年均呈历年上涨趋势。对于门诊病人次
均医药费,由 2010 年的 82.8 元增长到 2016 年的 107.2 元,上涨
了 29%。而对于住院病人人均医药费,由 2010 年的 2 357.6 元上
涨到 2016 年的 2 872.4 元,上涨了 22%。此外,随着全国城市社
区卫生服务机构药品零加成政策于 2011 年的全面实施,均次门诊
和住院的药费,2011 和 2012 年相比较于 2010 年都有了一定的下
降,但对于门诊均次药费自 2013 年就已超过了 2010 年,而且历年
持续增高;对于均次住院药费,2015 年和 2016 年也比 2010 年有
了提高。

表 7 - 2　2010—2016 年全国城市社区卫生服务中心患者付费情况表

	2010	2011	2012	2013	2014	2015	2016
门诊病人次均医药费(元)	82.8	81.5	84.6	86.5	92.3	97.7	107.2
其中:药费	58.7	54.9	58.5	59.4	63.5	67.3	74.6

---

① 国家卫生和计划生育委员会.2017 年中国卫生和计划生育统计年鉴.北京:中国协
和医科大学出版社.2017.

(续表)

	2010	2011	2012	2013	2014	2015	2016
药费所占比重(％)	70.8	67.4	69.1	68.7	68.7	68.9	69.6
住院病人人均医药费(元)	2 357.6	2 315.1	2 417.9	2 482.7	2 635.2	2 760.6	2 872.4
其中:药费	1 162.4	1 061.4	1 125.0	1 130.6	1 161.5	1 189.7	1 201.4
药费所占比重(％)	49.3	45.8	46.5	45.5	44.1	43.1	41.8

数据来源:2017 年中国卫生和计划生育统计年鉴

伴随着政府财政对社区卫生服务中心投入的大幅增加,以及社区卫生服务中心全面实施的药品零差价等政策,患者的门诊和住院次均费用在理论上应有较大幅度的下降。然而,上述的分析却出现了与之相反的结果,即患者在社区卫生服务中心的门诊次均费用和住院人均费用不仅没有降低,反而是历年上涨。考虑到全国各地基本医疗保险报销比例在近年未有太大变动,可以得出一个初步结论:近年来,虽然政府对社区卫生服务中心大幅增加了财政投入并推出了诸如药品零差价等试图降低患者医疗服务支出的举措,但患者在社区卫生服务中心就诊的实际自付费用并没有相应降低,甚至还增高了。进而,可以初步认为:新医改以来,政府对城市社区卫生服务中心大幅增加了财政投入,但该财政投入的增加并未实现机构公益性运行的目标。换句话说,单纯的财政投入增加并没有实现社区卫生服务中心的公益性运行。

二、城市社区卫生服务中心运行机制的剖析

为解释上述看似不合理的现象,本文选择了甘肃省兰州市和

上海市徐汇区和静安区的所有社区卫生服务中心作为研究样本,对
其进行了机构收入与支出依据和方法等的分析。具体而言,徐汇区
和静安区(未与闸北区合并之前的静安区)的所有社区卫生服务中
心均为政府所举办;兰州市五个区(城关区、七里河区、西固区、安宁
区和红古区)的社区卫生服务中心,部分为政府举办,部分为企业等
其他机构举办。经过数据初步分析,上海市和兰州市政府举办的社
区卫生服务中心的收入与支出依据基本一致,因而,本处未再将兰
州市和上海市分开,而是只将政府举办和非政府举办分别进行了介
绍。此外,根据《2017 年中国卫生与计生统计年鉴》提示:2016 年全
国共有 8 918 所社区卫生服务中心,其中 8 281 所为公立机构;而政
府举办(年鉴所列为国有制机构)的机构为 6 380 所,占全国社区卫
生服务中心总量的 71.5%。因此,本文以非政府举办的机构作为对
照,来分析政府举办社区卫生服务中心的收支与机构运行状况。

1. 政府办与非政府办机构在收入依据上的比较

由表 7-3 提示:政府举办和非政府举办的社区卫生服务中心
在收入依据方面主要存在两个差异。具体而言,政府举办机构实
行药品零差率政策(在实践中,只对西药和中成药实行了药品零差
率政策,对于中草药依然实行了加成销售);而非政府举办机构未
实行该政策,依然对所有药品实行加成销售。此外,政府财政对政
府举办机构的所有编制内人员拨付了人头经费,保障了人员经费
支出;而非政府举办机构未有该财政投入。与此同时,虽然政府举
办机构实行了药品零差率政策,但政府财政又通过药品零差率政
策的专项补贴,对政府举办机构进行了相应补偿。因而,实际上,
政府举办和非政府举办机构在收入方面的主要区别就在于前者获
得了政府财政的人头经费投入,而后者没有。另外,对于政府举办
的社区卫生服务中心,区别于非政府举办机构,其门诊挂号费实行

了减免。除此之外，对于门诊和住院服务以及各类医学检查而言，无论政府举办还是非政府举办，都采用按照服务提供项目和服务数量进行收费，实行"多劳多得"的企业分配模式。

表7-3　调查地区的社区卫生服务中心收入依据表

社区卫生服务中心的收入内容	收入依据和形式	
	非政府举办	政府举办
医疗服务的提供收入（门诊、住院）	A	A
医疗检查收入（彩超、X光、自动生化仪，等）	A	A
公共卫生服务的提供收入	B	B
药品收入	C	A
财政补助收入	D	—
其他收入	E	F

备注：A. 按照服务数量收取费用，服务提供越多收入越多；B. 按照覆盖常住人口数量由财政统一拨付，不向患者收取费用；C. 对于西药和中成药实行药品零差率，对中草药加成15%收取费用；D. 按照机构编制内人员拨付人头经费；E. 药品零差率政策的财政专项补偿、其他项目经费，从其他部门如民政等取得的医疗救助等经费；F. 自筹经费。资料来源：本课题组对上海和兰州市的问卷调查资料。

2. 政府办与非政府办机构在支出依据上的比较

表7-4对社区卫生服务中心的各类支出明细进行了罗列。由该表可清晰看出政府举办和非政府举办社区卫生服务中心在支出方面的区别。两类机构的主要区别为：房屋建设与维修支出、医疗设备购买支出和在编人员工资支出，对于政府举办机构，这三项支出均由财政承担；而对于非政府举办机构，这三项支出均由机构自行承担。与此同时，该三项支出又是社区卫生服务中心支出的绝对主体。

此外，对于药品和医疗试剂等耗材的购买支出，由于其至少不亏本或可以有利润，两类机构的支出是一致的，在此不再单独比较。通过表7-4，我们可以得出：对于政府举办机构的非在编人员支出，水、电、气等费用支出以及行政办公经费等支出等都需要机构自身解决,这就出现了一个问题:政府举办机构需要基于医药服务收支的"利润"来自行弥补这部分的支出。换句话说,通过该支出表,我们可以看出:在制度设计上,现行的城市社区卫生服务中心财政投入或管理制度是客观上允许社区卫生服务中心"自行创收"的。表7-5进一步提示了无论政府举办还是非政府举办机构,其年度结余均归机构自行处理。

表7-4 调查地区的社区卫生服务中心支出依据表

社区卫生服务中心的支出内容	支出依据和形式	
	政府举办	非政府举办
房屋建设与维修支出	A	B
医疗设备购买支出(彩超、X光、自动生化仪,等)	A	B
在编人员的工资支出	A	B
非在编人员的工资支出	B	B
药品的购买支出	B	B
医疗试剂等耗材的购买支出	B	B
水、电、气等费用支出	B	B
行政办公经费等支出	B	B
基本公共卫生服务提供的支出	A	A
其他支出	B	B

备注:A.由政府财政负责;B.由机构自行负责。资料来源:本课题组对上海和兰州市的问卷调查资料。

表7-5 调查地区的社区卫生服务中心收支结余处理原则

社区卫生服务中心的收支结余	结余处理原则	
	非政府举办	政府举办
完全上缴卫生行政部门		
完全上缴财政部门		
实行收支两条线,但结余归社区卫生机构自行处理	√	
不实行收支两条线,结余归社区卫生机构自行处理		√
如出现亏损,归社区卫生机构自行解决	√	√

资料来源:本课题组对上海和兰州市的问卷调查资料。

3. 政府举办和非政府举办机构在运行机制上的差异与共同点

由上述的分析可知：政府举办的社区卫生服务中心相比较于非政府举办机构在制度上具有后者不可比拟的优势。具体表现在：在每年机构总收入方面，政府对其举办机构具有较大的财政投入，投入总量基本占机构总收入的1/3；而对于非政府举办机构，除了其开展公共卫生服务所获得的财政补助之外，并无其他财政补助。此外，政府举办机构的房屋建筑、大型医疗设备和编制内人员经费都由财政负责（与前文所提收入可能部分重复）；而非政府举办机构在这方面完全靠机构自行投入。

与此同时，政府举办社区卫生服务中心和非政府举办社区卫生服务中心在医疗服务提供方面又基本一致，医疗服务的提供（包括医疗检查）均"有利可图"，通过收费与成本之间的差额或称之为"利润"激励机构的运行。当然，政府举办机构由于免挂号费、药品零差价等存在部分收入损失，但大多又通过财政专项补助进行了弥补。因而，我们可以得出初步结论：政府举办和非政府举办的社区卫生服务中心在运行机制方面并未有本质差异，二者均是以"逐利"的医疗服务提供作为运行动机和运行激励。

基于上述的结论，上文所提及的看似矛盾现象：随着政府财政对城市社区卫生服务中心大幅增加的投入，患者的均次门诊和均次住院费用依然上涨，就有了较好的解释。由于无论政府举办还是非政府举办的社区卫生服务中心，都是逐利性的运行机制和工作激励，因而，即便政府财政投入持续增加，社区卫生服务中心的公益性运行机制依然无法建立，患者自付医疗费用依然得不到降低。进而，当前在全国推行的政府举办社区卫生服务中心的诸如药品零差价等公益性政策，是形式上的"公益性"，而非本质上的公

益性。这些举措是"治标不治本",与机构的真正公益性运行机制
仍相距千里。客观讲,在本质上,政府举办机构与非政府举办机
构,或者私立机构,并无太大区别,"追逐利润"是当前社区卫生服
务中心的主要激励机制。

三、改变社区卫生服务中心逐利性运行机制的对策

如何改变社区卫生服务中心,尤其是政府举办机构的逐利性
行为动机,实现"利他性"的工作动机,将是我国城市社区卫生服务
中心公益性改革的核心环节。传统上,我国侧重于道德和伦理的
宣传,将医疗卫生行业,包括城市社区卫生服务中心,及其医务人
员,奉为白衣天使。这主要源于两千多年前的《希波克拉底誓言》,
如"无论至于何处,遇男或女,贵人及奴婢,我之唯一目的,为病家
谋幸福,并检点吾身,不作各种害人及恶劣行为",以及"二战"之后
的《日内瓦宣言》"我在行医中一定要保持端庄和良心,我一定把病
人的健康和生命放在一切的首位"。诚然,道德和伦理的教育是实
现社区卫生服务机构公益性运行的重要保障;但完全依靠道德和
伦理的要求,社区卫生服务中心难以实现公益性的运行。除了进
一步提升和强化医疗卫生行业公益性的道德和伦理教育之外,尚
需着重改变如下三个方面,以真正改变当前社区卫生服务中心及
其医务人员的逐利行为动机。

**1. 政府对其举办的社区卫生服务中心投入依据应以保证其
公益性运行为原则**

基于上述社区卫生服务收支依据的分析,政府财政虽然对其
举办的社区卫生服务中心的房屋、医疗设备和人员经费进行了投
入,但由于机构的日常业务开支和非在编人员支出等仍需要其"自

行解决"，而且实行"结余留用"的原则，因而，各地即便实施了"收支两条线"等财务管理制度，但政府举办的社区卫生服务机构仍以"逐利"为工作动机。实际上，据前文的数据分析提示：历年政府财政对其举办社区卫生服务中心的投入总量与当年的机构人员经费支出基本一致。换句话说，虽然政府财政对其举办社区卫生服务中心的投入已涉及了房屋、设备、人员经费和公共卫生服务补贴等，但在总量上只相当于机构的人员经费支出；因而，政府财政对社区卫生服务中心的投入总量明显不足。与此同时，基于政府财政对社区卫生服务中心投入总量的不足，后者就以"逐利"工作动机来通过医药服务平衡收支差额，一方面弥补政府财政投入的不足，另一方面又可自行创收。

在上一章，我们曾测算了患者医药费由政府财政或其他专项基金全额承担（医疗保险报销部分除外）的可行性。除了医药费之外，上文提及的机构房屋建设与维修、医疗设备的更新、日常业务开支等等一系列开支，如何来提供，这又是一个问题。此外，各地社区卫生服务中心由于在新建房屋、购买医疗设备时，往往都有一定的银行债务。因此，对于政府举办社区卫生服务中心的财政投入，如果要实现科学化，而且真正切断机构的"逐利"行为动机，得妥善解决上述问题。机构房屋建设、医疗设备、人员经费、日常业务开支、银行债务等任何一个问题得不到解决，机构的"逐利"行为就必然会存在。

诚然，全国城市社区卫生服务中心"逐利"工作动机依然运行的前提正是政府默许其存在的，而一定不是政府明令禁止的。究其原因在于：市辖区级政府没有财政能力，也没有意愿将原本可以通过自身的"逐利"工作动机而实现收支平衡的机构，转为本级政府的财政"包袱"。因此，如要实现城市社区卫生服务机构公益性的运行,对于政府财政投入而言,必须清晰界定房屋建设与维修、医疗设备、人员经费(包括非在编)、日常业务开支、银行债务等一系列费用的政府承担责任。在此基础上,基于医疗卫生服务的成本核算(不能再采用任何的成本分摊,而是直接的医疗服务成本),重新制定医疗卫生服务的价格和收费标准。具体而言,药品零加成政策实施之后,药品的销售价格就是购入价格;医学检查的价格将只是耗材的购入价格(不可以再包括医疗设备等损耗的成本);门诊或住院的医务人员成本价格将不再计入。

由上述可知:当前城市社区卫生服务中心财政投入和机构自行医疗服务收支补偿最大的问题在于"眉毛胡子一把抓",没有厘清哪些是该投入的,哪些是不该投入的,哪些是应该进行成本分摊的,哪些是不可以重复计算成本的。如果财政投入依据科学化了,政府财政或专项经费实现了机构各类开支的保障,城市社区卫生服务中心的现行的医药费将会大幅降低。原因在于:药品真正会实现了零差价,绝大部分的医疗服务实行了不收费,各类医学检查的费用也会大幅降低,甚至不需要收费。如此这般,城市社区卫生服务中心就没有任何"逐利"的空间,而且各类社会医疗保险基金的支出也会大幅降低,基本只承担药费的报销。进而,上一章我们提出的由社会医疗保险基金的结余承担一部分城市社区卫生服务中心免费医疗服务的经费缺口也是有据可循的。究其原因在于:政府财政对社区卫生服务中心投入依据的明晰化和科学化,将必然导致各类社会医疗保险基金支出的大幅降低和结余的进一步增大;因此,其结余的一部分用于城市社区卫生服务中心免费医疗服务的提供,而不是将所有的财政投入压力都归集于市辖区级政府财政,是完全合理的。

2. 政府举办的社区卫生服务中心的运行效率亟待提高与大力发展非政府举办机构

通过上文政府举办城市社区卫生服务中心与非政府举办机构运行机制的全方位比较，可清晰看出：虽然政府财政对其举办机构在投入总量上依然不足，但相比较于非政府举办机构而言，在财政投入方面具有巨大的优势。以2016年为例，对于政府举办机构，其超过1/3的收入是由财政投入来获得的；而非政府机构，除了公共卫生的经费补贴之外，几乎没有其他的财政投入渠道。与此同时，政府举办机构又与非政府举办机构具有本质相同的运行机制，即"多劳多得"，而非真正公益性的运行。在政府举办社区卫生服务中心占尽制度优势的前提下，非政府举办机构，甚至私人举办机构在数量上依然不断增长。据《中国卫生与计生统计年鉴》显示：2012年全国非政府办社区卫生服务中心数量为1 356所（其中，私人办机构为326所）；而到2016年，全国非政府办社区卫生服务中心总量为2 538所（其中，私人办机构为415所）。基于常识：如若社区卫生服务中心无利润可图，私人举办机构不可能在数量上历年增长。

有基于此，本文认为：暂不涉及公益性运行与否，政府举办机构的运行效率就很难以与非政府举办机构相提并论。政府举办社区卫生服务中心，作为政府举办事业单位之一，必然存在着其他事业单位的所有弊端，诸如人员"能进不能出"、"能上不能下"、面子工程等。有鉴于未来政府举办社区卫生服务中心的公益性改革要求，以及未来不可能再以"自行创收"维持收入平衡，进而必然需要财政的大力投入和扶持，如果依然是目前的低效率运行模式，社区卫生服务中心的公益性运行将一定是市辖区级政府的重大"负担"，甚至是无法摆脱的负担。这也是上文所提及的，市辖区政府没有能力也不愿意真正"接手"社区卫生服务中心,切断其"逐利"
运行的根本原因。

既然政府举办机构的效率难以得到保障,鉴于发达国家普遍
以私人基层医疗卫生机构为主(大部分发达国家的基层医疗卫生
机构均为私立;具体内容见本书的第二章),本文建议:进一步放开
私立社区卫生服务中心的准入门槛,鼓励社会资本兴办社区卫生
服务中心;甚至,将现有的相当部分政府举办的社区卫生服务中心
合法转为非政府举办、合资或股份制形式,让市场成为社区卫生服
务中心运行的重要组成部分,充分发挥市场机制高效率的优势。
如果相当比例政府举办社区卫生服务中心由社会资本举办,政府
或专项经费对其支持的压力必然会得到根本缓解,也有利于社区
卫生服务中心的长远发展。发达国家的经验已充分证明:基层医
疗卫生机构的公益性运行与其举办主体是政府还是社会资本并无
必然联系。

当然,鼓励社会资本兴办社区卫生服务中心或将政府举办机
构转为社会资本运营机构,尚需妥善处理政府财政投入与医疗服
务收费的问题。如果政府举办机构实现了医疗服务免费提供,非
政府举办机构既没有财政投入补偿,又没有通过医疗服务收入的
补偿,社会资本无利可图,那么鼓励社会资本兴办社区卫生服务中
心必然是一纸空文,没有任何意义。具体而言,本书的上一章对于
政府举办机构和非政府举办机构的功能区别、业务划分等都已进
行了介绍,在此不再赘述。

**3. 公益性运行监管方案和评估指标体系是实现机构公益性
运行的必要条件**

对于社区卫生服务中心的运行机制,政府在对其财政投入依
据的科学界定与足额投入或足额专项经费补偿,以及通过将部分

政府举办机构转为社会资本运营机构使得政府财政压力缓解的基础上，城市社区卫生服务中心公益性运行的监管与评价机制就显得尤为重要了。未来的城市社区卫生服务中心运行，无论是政府举办还是社会资本举办，政府应当是一视同仁，都得对其公益性运行进行评估和考核。

发达国家对基层医疗卫生机构的运行大多都有专门的考核部门，负责对全国的基层医疗卫生机构运行进行定期考核，并将考核结果进行公布且应用于机构的考核和收入分配等奖惩。对于我国而言，由于社区卫生服务中心归属市辖区级政府负责，也就均由市辖区政府负责对其业绩进行考核。进而，全国各地社区卫生服务中心并没有统一的考核方案和标准。当然，虽然各地均已要求社区卫生服务中心进行公益性改革，但在当前公益性运行机制尚未建立的前提下，对其考核依然不可能是以公益性运行作为考核的标准。

有基于此，本书认为：出台一套统一的城市社区卫生服务中心公益性运行的考核、评价标准，对保障社区卫生服务机构的公益性运行是完全有必要的。更重要的是，基于统一的评价标准对社区卫生服务中心进行考核，而取代当前各地自行进行的非以公益性为准则的考核评价，对于政府的角色和职能而言，真正由办医疗卫生转为了对其监管，也是政府职能改革的需要。与此同时，对于政府举办的社区卫生服务中心而言，目前的"逐利"运行激励，至少可以保证机构及其医务人员的工作积极性；这也是自改革开放以来，我国基层医疗卫生机构得到长足发展的重要经验和核心激励模式。然而，实施真正的社区卫生服务机构公益性运行之后，即切断了机构以及医务人员的收入与其工作内容、数量的关联之后，如何保证社区卫生服务机构与医务人员的工作积极性，又是一项亟待

解决的问题。否则,我国改革开放之前,国有企业、事业单位普遍
存在的"大锅饭"式的分配方式与机构运行机制又会重现。[130]因
而,由一套客观、科学的公益性运行评价指标体系,来取代目前的
"逐利"运行机制和考核原则,对于城市社区卫生服务中心的健康
发展更是尤为重要。

本书的下一章,将对于城市社区卫生服务中心公益性运行的
评价标准和指标体系进行重点阐述,在此不再赘述。但本文在此
认为:除了公益性评价的指标体系,公益性评价的负责机构也尤为
重要。鉴于全国社区卫生服务中心归属于市辖区的事实,如果由
中央政府或国家卫生行政部门负责进行定期全国社区卫生服务中
心的考核和评价,在可行性上具有不小的难度。结合教育部开展
的大学的学科评估等经验,实行由国家卫生行政部门负责,但具体
评估工作交由独立第三方(企业或其他社会部门)的做法值得
提倡。

四、本章小结

新医改以来,政府对其举办的社区卫生服务中心大幅增加了
财政投入;但与此对应的,居民的均次门诊和住院费用却依然保持
上升的趋势。为解释这一看似矛盾的现象,本章通过对政府举办
和非政府举办的城市社区卫生服务中心在各类收入与支出依据上
的比较,得出了政府举办的社区卫生服务中心虽然在制度上具备
了较大优势(财政投入占总收入1/3),但其逐利性的运行机制与
非政府举办机构,甚至私人企业没有本质区别。继而,本章认为,
改变城市社区卫生服务中心的逐利运行机制是实现其公益性运行
的核心内容;而为改变其逐利性运行机制,尚需对财政投入的依据

进行科学性的界定；鼓励私立社区卫生服务中心的发展，以发挥市场机制的优势；以及建立一套共同适合于政府举办和私立社区卫生服务中心公益性运行的评价体系，将其为全国社区卫生服务中心的激励方式，以取代原先的"逐利"和"创收"的激励机制。

第八章
城市社区卫生服务机构公益性
运行的评估及其指标体系

  本书的前一章提示：城市社区卫生服务中心的科学评估及其指标体系是保障其公益性运行的必要条件。与此同时，本书第一章的文献研究已提示：近年来，多位学者曾对社区卫生服务中心运行的公平性、效率、绩效等各维度评价指标体系进行过研究和报道；此外，部分学者还对某个地区或多个省的社区卫生服务中心进行过某个维度的定量评估。然而，到目前为止，尚未有基于社区卫生服务中心公益性运行（本处"公益性"与本书的公益性或利他性的界定一致，而不同于国内大部分文献报道之中的公益性改革）评价指标体系的研究报道。因而，建立一套科学合理、操作性强的评价指标体系，对城市社区卫生服务机构公益性运行具有举足轻重的作用。此外，基于公益性运行为目标的考核评价体系，必将彻底改变传统的城市社区卫生服务机构指标测评体系"逐利导向"评估的诸多弊端，为社区卫生服务中心利他性或公益性的运行提供科学的激励机制。鉴于此，本书基于在上海市和甘肃省兰州市的多轮专家访谈，以及该领域专家学者、省级卫生行政部门和财政部门负责人的访谈、咨询以及权重打分等，建立了一套城市社区卫生服务中心公益性运行的评价指标体系。

本章所提出的城市社区卫生服务中心公益性运行评价指标体系，虽然是基于上海和甘肃省兰州市的大量前期调研，结合公共服务机构公益性评价的一般原则而建立起的一套科学的评价指标体系；然而，任何一套指标评价体系均需要在具体的评价实践过程中，对各指标以及指标的权重进行一定的修正。此外，该指标体系在上海市徐汇区和兰州市分别进行了一次对两地社区卫生服务中心公益性运行现状的模拟评价打分。本文认为该指标体系仍处于理论阶段，尚需要在不同地区的社区卫生服务中心评价的实践中进行检验和修正。当然，由于当前全国城市社区卫生服务中心尚未实现公益性运行，以此来取代各地的"逐利"运行评价体系尚为时过早。因而，本章主要聚焦于城市社区卫生服务中心公益性运行评价指标体系的建立原则、依据、方法以及初步结果等的介绍。

一、指标体系建立的原则和依据

本章对我国城市社区卫生机构公益性运行评价的指标体系构建遵守了各类评价指标体系的一般原则，即系统性，典型性，动态性，简明科学性、可比、可操作和可量化等原则。具体而言，本处着重强调如下几个方面。首先，评价指标体系必须保证系统性原则，既可总体反映被评价主体全方位的特征，又能准确科学的体现每一侧面，这就要求指标体系尽可能涵盖被评价对象各维度的特征，各指标之间相互联系，逻辑性强，构成完整的指标体系。其次，要保证评价指标体系的科学性和简明性，各评价指标的选择及其权重的处理必须是基于科学性为基本原则，必须可客观反映与评估所评价对象的基本特征；此外，指标体系尽可能简明扼要，不能过多过细,使指标过于繁琐,对于可保留可不保留的指标,尽量不保留。最后,保证各指标体系在不同地区、不同机构、不同调查对象上所获得的数据可比、可量化,是评价指标体系构建的核心要求;否则,评价就失去了基本的意义。

当然,对于城市社区卫生服务中心公益性运行的评价指标体系构建,除了上述评价指标体系构建的一般原则之外,必须还得与城市社区卫生服务机构、公共服务机构、公益性运行等要求紧密相关。实际上,国内外该领域有关基层医疗卫生服务机构、城市社区卫生服务机构运行评价的现有指标体系或研究进展(具体见本书的第一章),以及发达国家基层医疗卫生机构评价的共同特征与经验(具体内容见本书第二章),都必然为本章对城市社区卫生服务机构公益性运行评价指标体系的建立,提供了重要的基础。

二、国外基层医疗卫生机构与我国城市社区卫生机构评价概述

本书第三章基于 11 个发达国家的数据(原本为 15 个国家,但有 4 个国家未收集到相关数据),对有关患者对基层医疗卫生运行的参与和监督进行了分析,并提示:各发达国家都将患者在基层医疗卫生机构的就诊经历或满意度作为了评价基层医疗卫生机构运行或全科医生工作绩效的重要方法。具体内容见第三章,本处不再展开。患者满意度固然是各国基层医疗卫生机构评价的指标之一;实际上,各发达国家均建立了一套比较完善的监管方案和指标体系,对该国基层医疗卫生机构的运行进行监管,具体的监管方案见表 8-1。譬如,对澳大利亚的全科医生进行统一评价的标准就是由澳大利亚全科医生皇家学院所设定;对于达到了该标准的全

科医生，Medicare 会对其进行经济奖励。此外，澳大利亚医疗卫生安全和质量委员会（ACSQHC）还规定了基于澳大利亚统计局的年度患者满意度调查数据对基层医疗卫生机构的运行进行监管。

表 8 - 1　　15 个发达国家对基层医疗卫生服务的监管方案

国家	监 管 政 策
澳大利亚	设置"国家初级卫生保健战略框架"；超过 85% 的全科医生根据皇家澳大利亚全科医生学院的标准进行认证
加拿大	加拿大认证局为包括社区医疗卫生机构在内的医疗机构提供自愿性认证
丹麦	将基于广泛的认证标准的丹麦医疗保健质量计划（DDKM）引入社区医疗卫生机构，核心是基于自评和专业机构的外部评价；全科医生等医疗保健人员有义务向地方当局报告医疗事故，地方当局向卫生和药物管理局发送报告
英国	医疗服务质量监测委员会负责管理全国的健康和社会照护事务，通过国家设定的质量标准和调查医疗服务提供者来监管绩效，有权关闭绩效低下的机构，监管过程包括全国性的患者调查在内，全科医生需要向其注册；"质量和成果框架"通过经济激励鼓励全科医生提高服务质量；国家医疗卫生质量标准署（NICE）为社区医疗卫生服务制定质量标准
法国	开展全国患者调查，民众就医疗服务可及性、覆盖率等方面给予评价，调查结果应要求予以公开；虽然没有正式的资格重新认证，但全科医生要进行持续性学习
德国	Robert Koch 研究所负责进行全国患者调查，出版公共卫生和医疗保健数据；医疗服务质量通过一系列法律规定的措施来保障，联邦联合委员会则规定更详细的操作细则
意大利	包括初级保健在内的地方卫生单位由该地区总督任命的总经理管理；社区医疗卫生机构发布包括质量指标和患者投诉流程等信息在内的"卫生服务图"；全科医生必须经过认证，并且参加义务再教育
日本	地区政府负责制定包括结构、过程和结果指标在内的医疗卫生服务"愿景"；医生需要获得国家执照，引入专家社会进行重新验证
荷兰	荷兰医疗卫生监察局负责监督医疗卫生服务的质量和安全；通过资格（再）认证和继续教育、同行评议、强制或自愿性绩效评价、患者满意度调查等途径来保证服务质量
新西兰	将初级医疗卫生机构的可及性等指标纳入地区卫生局的绩效考核；对患者进行全国范围的标准化调查，向健康质量安全委员会提交数据，进行比较；执业医务人员必须每年由相关机关证明执业能力，通过绩效工资等手段激励全科医生的服务

（续表）

国家	监 管 政 策
挪威	质量改进战略侧重于效能、安全、效率、以患者为中心、协调性、连续性以及获得医疗服务的平等性等层面；卫生人员注册管理局对全科医生进行许可和授权；知识中心和卫生局收集和传播包括患者体验在内的卫生服务的信息，并向公众公布
新加坡	新加坡卫生部每年进行衡量患者对医疗卫生机构的满意度和期望的调查，主要评价就诊等待时间、医疗设施、护理协调性等指标；医生向新加坡医务委员会注册，履行持续医学教育的要求；通过绩效测量和管理流程进行评估，向初级保健机构推广使用记分卡，用绩效指标来衡量绩效
瑞典	开展国家医疗卫生晴雨表调查和患者满意度调查；收集初级医疗卫生机构患者体验数据，并向公众公开，以指导人们选择初级医疗卫生机构；县议会通过认证条件控制医疗卫生服务机构和医务人员的资格条件
瑞士	医院的建立和医生从业必须获得执照，专业自律是改进医疗服务质量的传统办法；制定瑞士卫生系统质量战略，建立质量研究所指导医疗卫生机构工作
美国	卫生和人类服务部（HHS）发布"国家质量战略"引导地方医疗卫生机构改进质量；医疗保险和医疗补助服务中心（CMS）通过公开数据、增加公开报告等措施进行医院之间的评比

资料来源：2015年国际卫生系统报告

　　对于我国而言，《关于发展城市社区卫生服务的指导意见》（2006）明确提出将"坚持社区卫生服务的公益性质，注重卫生服务的公平、效率和可及性"作为发展社区卫生服务的基本原则，因此学者们围绕社区卫生服务的公平、效率、可及性、患者满意度以及绩效（包括个人绩效和组织绩效），也建立了较多的评价指标体系。本书第一章对国内该领域研究进展，对此也有所简要介绍，在此不再赘述。

　　诚然，当前的社区卫生服务机构评价指标体系较"新医改意见"出台之前已有了较大的改进，尤其是已有聚焦于服务质量以及居民满意度等方面评价研究[131]、[132]、[133]。然而，由前文可知，基于我国城市社区卫生服务中心财政投入总量的不足以及机构"逐利"

行为导向的改变,各类社区卫生机构评价指标体系要么停留在理论研究方面未有应用,要么依然没有摆脱"逐利"行为的考核机制。最具有代表性的是,我国各地出台的"收支两条线"制度,并基于此在社区卫生机构应用的评价研究。由于机构的"逐利"运行机制未有改变,该制度必然是难以真正实施[134],而据本书的实证研究也证实了该推断。除此之外,由前文研究提示:机构的公益性运作还应体现在社区卫生服务中心及其工作人员的服务动机上,然而目前尚未有该方面的专门研究。与此同时,就评估指标体系的具体操作和实施过程来看,目前我国社区卫生服务的评价往往由所属卫生行政部门进行内部测评,而社区居民或第三部门缺乏密切的参与,因而评测结果的公正性和科学性有待进一步提高。此外,由于各地的评价指标体系不统一,难以进行不同调查之间的比较;进而,评价结果的意义就难以发挥出来,更难以将评价付诸社区卫生服务机构运行的实践。

三、我国城市社区卫生服务中心公益性运行评估指标体系的初步构建

前文所提及的各项研究成果,包括国内外该领域文献的梳理、发达国家基层医疗卫生机构的评价指标体系,我国基层医疗卫生机构公益性运行的界定标准,以及我国社区卫生服务机构运行现状的实证调查,都是我国城市社区卫生服务中心公益性运行评估的基础。

有基于此,本章提出了我国城市社区卫生服务中心公益性运行评价的指标体系(初稿)。具体而言,本指标体系包含了居民(患者)满意度、就医可及性与公平性、基本医疗卫生服务的质量与效

率、机构的运行四项一级指标和31项具体二级指标在内的公益性评估指标体系,见表8-2。现将四大类的一级指标进行简要介绍。

表8-2　社区卫生服务中心公益性评估指标的筛选表

指　标	是否应存在
Q1. 居民(患者)满意度	
A. 居民(患者)对就诊或医疗卫生服务环境的满意度	
B. 居民(患者)对医务人员服务态度的满意度	
C. 居民(患者)对医务人员服务质量的满意度	
Q2. 就医可及性与公平性	
A. 居民到就近社区卫生服务中心的距离或便利程度	
B. 收入低或无收入患者或三无人员的就医可行程度	
C. 非本区域户籍人员就医或享受基本医疗卫生服务便利程度	
D. 每万名居民的全科医生数量	
E. 每万名居民的防保医生数量	
Q3. 基本医疗卫生服务的质量与效率	
A. 社区卫生服务占本县域门诊人次的比例	
B. 医务人员的专业技能(学历、职称等)	
C. 同类疾病治愈率(各机构间的比较)	
D. 患者的投诉率、医疗纠纷率	
E. 每医生日均门诊量	
F. 每防保医生日均工作量	
G. 居民健康档案管理率	
H. 经常性健康教育占覆盖人口比例	
I. 适龄人群预防接种比例	
J. 传染病防治率	
K. 高血压、糖尿病等慢性病管理比例	
L. 重性精神疾病管理比例	
Q4. 机构的运行	
A. 财政投入占机构总收入的比例	
B. 医务人员收入与业务收入的关联性	
C. 医务人员的道德规范	
D. 医疗卫生服务的收费公开与合理	
E. 统一的机构成本核算制度的实施	
F. 药品零差价政策的实施	
G. 严格的收支两条线管理制度	
H. 科学的人力资源管理机制	

（续表）

指　　标	是否应存在
I．机构财务等信息的公开披露	
J．机构的第三方或民众监督机制	
K．机构运行符合国家的法律法规	
新增指标	

注：如您认为有其他指标或问题，可以在空白处填写。

1. 居民（患者）满意度

将居民或患者满意度作为本指标体系的一级指标，究其原因和依据主要为如下三个方面。

首先，基于本研究第三章对发达国家基层医疗卫生机构运行特征与规律的归纳，患者满意度或患者在基层医疗卫生机构的就诊经历，均是各发达国家基层医疗卫生服务评价的核心内容。此外，在本章的前文又对其内容进行了简要的回顾，在此不再赘述。换句话说，患者满意度的评估作为基层医疗卫生机构运行评价的核心内容，是各国的共同特征与普遍规律。

其次，学术界普遍认为基于医疗卫生服务的特殊性与复杂性，相比较于其他方面或领域的医疗服务改善，患者满意度的提高被证明是医疗服务总体绩效改善的最重要工具（Cleary，2016）[135]。诚然，该论断的依据还在于对于整个基层医疗卫生机构的运行而言，其公平性、效率、质量等各方面都可被服务的终端，即患者或潜在的患者（居民）所直接感受到。

再次，患者满意度的数据获得、测量方法、数据的比较等各项技术都已比较成熟。国内外学者在患者满意度方面已积累了较为丰富与成熟的经验。在各类患者满意度调查的工具方面，最为著名的是 PSQ(Patient Satisfaction Questionnaire)量表[136]。该量表是基于 Ware(1976)等人所研制的患者满意度调查量表,后来经过 Rand 公司所改进,发展为了常用的三类量表,即 PSQ-80,PSQ-50 和 PSQ-18。PSQ-80 是最为普遍的量表,有 80 个指标;PSQ-50,又称 PSQ III,精简为 50 个指标;PSQ-18 是进一步精简为 18 个指标。PSQ 量表最大的优势是目前做到了世界上多个国家的普遍使用,具有较好的科学性、可比性。当然,该量表不完全是针对基层医疗卫生机构,而是对于医院也可应用。除此之外,本文认为最为重要的患者满意度测量工具就是上文所提及的 11 个发达国家基层医疗卫生机构患者满意度调查的量表,该量表已在 11 个发达国家统一使用过,而且调查数据的口径、方法和结果的分析,都做到了统一,以便于各国之间或同一个国家不同机构之间的比较。

本指标体系只选择了三个二级指标,其原因在于基于 PSQ 和发达国家基层医疗卫生机构的患者满意度调查基本均为这三个维度,而本指标体系又未设置三级指标;因而,本指标体系就选择了该三个二级指标,具体不再赘述。

2. 就医可及性与公平性

基于世界卫生组织所提出的"人人享有基本医疗卫生服务是世界各国所追求的目标"和其所积极倡导的"初级卫生保健是人人享受基本医疗卫生服务的根本途径",结合上文所提及的发达国家基层医疗卫生服务免费或收取极少费用的方式向全民提供基本医疗卫生服务的归纳,与本文所提出的基层医疗卫生机构公益性运行的界定,本文选择了就医可及性与公平性作为城市社区卫生机构公益性运行的一级评价指标。

除此之外,结合我国城市地区的诸如户籍制度等实际状况,本文主要选择了居民到社区卫生服务中心的便利程度、低收入或无收入等社会弱势群体的就医可行性、非本地户籍人员享受本地医疗服务的便利程度以及每万居民的全科医生和防保医生数量这5个二级指标。在此，本文重点解释低收入或无收入等社会弱势群体的就医可行性、非本地户籍人员享受本地医疗服务的便利程度这两项指标。基于发达国家基层医疗卫生机构运行的特征分析，即便是未免费向全民提供医疗服务的发达国家，其对低收入者、老人、儿童等社会弱势群体，都实行了免费或大幅度的费用减免。与此同时，我国在城镇地区实行的城镇职工医疗保险和城镇居民医疗保险制度，对于大多数的社会弱势群体，包括儿童，都被纳入城镇居民医疗保险，而该制度的医疗报销等远远低于城镇职工医疗保险。因而，相比较于发达国家对社会弱势群体的特殊照顾政策，我国却在基层医疗卫生机构的服务提供方面使得社会弱势群体更"弱势"。此外，户籍制度的存在也让常住在某城市地区的外地居民，难以在基层医疗卫生机构享受到同等的医疗服务。因而，本一级指标将该两个二级指标罗列在内。

3. 基本医疗卫生服务的质量与效率

基于上文的表8-1，各发达国家都建立了一套统一的、权威的标准来保障基层医疗卫生机构医疗服务的质量。此外，对于强制所有居民必须首诊在基层医疗卫生机构的国家，如果无法保证基层医疗卫生机构医疗卫生服务的质量；与此同时，居民又无法跳过基层医疗卫生机构直接在高级别医院就诊，那必然会导致"民怨四起"，整个医疗卫生系统将无法运行下去。当然，对于任何一个医疗卫生系统而言，医疗卫生服务提供的质量必然是处于医疗卫生系统首要位置的，在此不再赘述。

与此同时，任何一项服务的评价都离不开效率。尤其是，对于公共服务的提供而言,由于其以"市场失灵"为依据,由政府直接提供或政府负责提供,因而普遍认为如何提高其工作效率是重要的目标。此外,对于任何公共服务的提供,其提供的公平性和效率,都是无法绕开的两个方面。对于城市社区卫生服务机构的评估而言,机构运行效率的评估更应特别重视。基于基层医疗卫生机构公益性运行的界定,我国城市社区卫生服务中心目前以"逐利"为工作动机的激励机制将被取代,机构的各项支出,包括医务人员的收入将不再是机构本身所考虑的事宜。在此前提下,如何保障机构及医务人员的激励机制将是一个重要的挑战。有基于此,本指标体系将基本医疗卫生服务的质量与效率作为了一级指标。对于其具体的二级指标,本文不再赘述。

4. 机构的运行机制

上述三个一级指标主要是基于基层医疗卫生机构的公益性运行而设定的,其依据主要在于发达国家的共同经验、文献研究普遍认可的评价内容,以及各类公共服务提供评价的共同特征。而本指标体系将机构的运行机制作为第四个一级指标,其侧重点是聚焦于当前公共服务机构运行的共同特征而言的,诸如公开、透明、参与、监督等公共服务提供的基本原则。

如要实现对社区卫生机构的公益性考核,离开了机构核心信息的公开、机构运行过程的透明或社区居民的广泛参与,即便对其进行了考核,其考核结果的真实性也必然会存在不少问题;进而,所谓的公益性运行评估及其评价指标体系都将是一纸空文。发达国家基层医疗卫生机构运行的共同特征已充分证明了公开、透明、参与和监督等公共服务提供基本原则对于保证其公益性运行的作用和意义。譬如,据前文所述,对于美国的所有联邦政府认证的社区卫生服务中心而言,作为其机构运行最高决策权的理事会,至少

51％的成员必须由该机构的患者担任。发达国家正是基于该类措施和手段，来保障基层医疗卫生机构公益性运行的。

有基于此，本指标体系将机构运行本身的公开、透明、参与和监督作为了一级指标。虽然，机构信息公开等内容与机构公益性运行，在表面上没有直接关联，但是其真正实现公益性运行必不可少的必要条件和制度保障。

四、我国城市社区卫生服务中心公益性运行评估指标体系的构建与完善

基于上文所提及的城市社区卫生服务中心公益性运行评估指标体系的初步构建（见表8-2），本研究采用多轮专家评议的方式对其进行了指标保留或剔除，以及新增指标等的几轮筛选，并最终通过该领域专家学者及主要卫生行政部门负责人的评议，得出了城市社区卫生服务中心公益性运行评估的最终指标体系。该指标体系的具体构建流程，如下文所述。

1. 指标体系评估的专家构成

课题组邀请了上海市徐汇区和兰州市五个区的卫生行政部门、财政部门负责人，所有社区卫生服务中心负责人，以及患者代表，进行了指标科学性的焦点组访谈（共举行了12次的访谈）。此外，还邀请了国内公共管理、卫生管理的20名专家学者（均为副教授及以上职称，而且分布在全国9个省或市的不同大学）对指标的科学性和权重等进行了打分与评议。具体流程不再赘述。

在指标体系的每次与每轮焦点组访谈之前，课题组会首先对每位专家提到：假定社区卫生服务中心已实行了免费医疗卫生服务提供或只收取极少的费用，并设置了患者自付的最高限，超过这

个限额患者不再承担；财政部门或由其他专项基金全额对社区卫生服务中心进行包括房屋建筑、医疗设备等各项支出的投入，在此基础上，为保障社区卫生服务中心的公益性运行，请各位专家对其运行评价的指标体系的各指标进行取舍或权重打分。

2. 第一轮评议（指标的取舍与新增）

基于多次与多轮的焦点组访谈，对于表8-2的各项指标进行了广泛的讨论，最终一致认为：表8-2所列的四个一级指标，可涵盖社区卫生服务中心公益性运行评估的总体内容，基本不需要更改；但对于二级指标而言，无需再新增加二级指标，但需更改或删除部分二级指标，具体内容如下。

（1）居民（患者）满意度的修改。将其修改为：患者满意度。主要依据为：相比较于患者满意度而言，以居民为对象的满意度评估，不利于直接改善基层医疗卫生机构的运行。此外，作为一项长期的评价制度，以患者而不是居民为对象，在随访、有针对性的改进等各方面都更为有利。其所属的三个二级指标，除了将对象修改为患者之外，无需更改。

（2）就医可及性与公平性。专家一致认为，应将"居民到就近社区卫生服务中心的距离或便利程度"删除，其依据在于：从全国范围内来看，基于我国社区卫生服务中心的设置，在城市地区基本已实现了每个街道一所社区卫生服务中心的配置标准，而且各中心还配有社区卫生服务站，因而，该指标"居民到就近社区卫生服务中心的距离或便利程度"可以取消。

（3）基本医疗卫生服务的质量与效率。二级指标"患者的投诉率、医疗纠纷率"，在一级指标"患者满意度"中应可以得到反映，该二级指标已无太大意义。

对于"每医生日均门诊量"、"每防保医生日均工作量"以及各公共卫生服务开展的比例的 6 个二级指标，统一修改为：医生及各类工作人员的核定工作数量与质量的考核（不包括患者满意度）。其依据在于：社区卫生服务中心公益性运行，各机构及其工作人员都应按照既定工作数量和质量进行工作；而且该工作数量和质量是需要进行严格考核的，并与奖惩进行关联。

（4）机构的运行。"财政投入占机构总收入的比例"、"药品零差价政策的实施"、"严格的收支两条线管理制度"，该三个二级指标，适合于当前的机构公益性评价，但已不适合于上述界定的公益性运行评价，应予以取消。"医务人员的道德规范"可由"患者满意度"的一级指标来反映，应予以取消。"医疗卫生服务的收费公开与合理"与"机构财务等信息的公开披露"予以合并为：机构财务、收费等信息的公开披露。

表 8-3　社区卫生服务中心公益性评估指标

指　　　标
Q1. 患者满意度
A. 患者对就诊或医疗卫生服务环境的满意度
B. 患者对医务人员服务态度的满意度
C. 患者对医务人员服务质量的满意度
Q2. 就医可及性与公平性
A. 收入低或无收入患者或三无人员的就医可行程度
B. 非本区域户籍人员就医或享受基本医疗卫生服务便利程度
C. 每万名居民的全科医生数量
D. 每万名居民的防保医生数量
Q3. 基本医疗卫生服务的质量与效率
A. 社区卫生服务占本县域门诊人次的比例
B. 医务人员的专业技能（学历、职称等）
C. 同类疾病治愈率（各机构间的比较）
D. 医生及各类工作人员的核定工作数量与质量的考核（不包括患者满意度）
Q4. 机构的运行

（续表）

指　　标
A. 医务人员收入与业务收入的关联性
B. 统一的机构成本核算制度的实施
C. 科学的人力资源管理机制
D. 机构财务、收费等信息的公开披露
E. 机构的第三方或民众监督机制
F. 机构运行符合国家的法律法规

3. 指标体系的权重打分

基于表8-3,经过上述各焦点组访谈参加人的四轮权重打分,并由该领域的专家学者复核评议,最终形成了本研究的城市社区卫生服务中心公益性运行评价的指标体系及其权重,见表8-4。

表8-4　社区卫生服务中心公益性评估指标的权重打分表

指　　标	权重
Q1. 患者满意度	25
A. 居民(患者)对就诊或医疗卫生服务环境的满意度	5
B. 居民(患者)对医务人员服务态度的满意度	8
C. 居民(患者)对医务人员服务质量的满意度	12
Q2. 就医可及性与公平性	20
A. 收入低或无收入患者或三无人员的就医可行程度	5
B. 非本区域户籍人员就医或享受基本医疗卫生服务便利程度	3
C. 每万名居民的全科医生数量	7
D. 每万名居民的防保医生数量	5
Q3. 基本医疗卫生服务的质量与效率	30
A. 社区卫生服务占本县域门诊人次的比例	5
B. 医务人员的专业技能(学历、职称等)	5
C. 同类疾病治愈率(各机构间的比较)	5
D. 医生及各类工作人员的核定工作数量与质量的考核(不包括患者满意度)	15
Q4. 机构的运行	25
A. 医务人员收入与业务收入的关联性	5
B. 统一的机构成本核算制度的实施	4
C. 科学的人力资源管理机制	2

（续表）

指　　标	权重
D. 机构财务、收费等信息的公开披露	4
E. 机构的第三方或民众监督机制	8
F. 机构运行符合国家的法律法规	2

　　总体而言，一级指标"基本医疗卫生服务的质量与效率"所占比重最高，为 30％；其次为，"患者满意度"和"机构的运行"，分别为 25％；而"就医可及性与公平性"所占比重为 20％。对于二级指标的权重，具体见表 8-4。

4. 指标体系的初步应用

　　课题组邀请了上海市徐汇区和兰州市五个区的所有社区卫生服务中心主要负责人，对表 8-4 进行了一次自评，即根据上述指标体系，各负责人只对自己所在的社区卫生服务中心的目前运行状况进行打分（只打了一个总分，未对各指标进行单独打分）。最终，平均的自评分数为 28 分。当然，在基层医疗卫生机构原本就尚未实现公益性运行的前提下，该打分本身没有实际意义；但至少可以表明：本指标体系与权重基本符合了社区卫生服务中心公益性运行的考核之所需要。

五、本章小结

　　基于发达国家基层医疗卫生机构评价的经验，国内外该领域的文献，以及上海和兰州市基层医疗卫生机构负责人、国内该领域专家等参与的定性访谈等各方式，本章提出了我国城市社区卫生服务中心公益性运行的评价及其指标体系与权重。本文认为：该指标体系的构建流程合理，而且符合了我国社区卫生服务中心的运行实际。因而,以该指标体系作为社区卫生服务中心的评价机制,在取代目前机构运行的"逐利机制"之后,患者以免费或极少费用在社区卫生服务中心诊治,应不会出现如下问题:患者排队时间过长,机构所提供服务质量差、态度不好;机构管理散漫、"大锅饭"问题严重,运行缺乏激励等。与之相反,该评估指标体系应能引导社区卫生服务中心真正以"社区居民或患者"为中心,以利他性或公益性为基本的工作动机,以此实现机构的公益性运行。

当然,该指标体系尚处于理论阶段,仍需要在实践中进一步修改和完善。与此同时,本指标体系仅包含了二级指标;在具体的应用中,应对各二级指标具体化为三级指标,譬如,二级指标"医生及各类工作人员的核定工作数量与质量的考核(不包括患者满意度)"应将其具体化为更便于操作的三级指标。此外,本文未对评估的主体进行具体阐述和论证。前文已提及,打破社区卫生服务中心市辖区的限制,以统一的评价指标体系,对各社区卫生服务中心进行评价,而且以政府部门支持和授权的第三部门作为评价主体,具体进行评价工作。

除此之外,为了相对精炼地介绍本指标体系的构建过程,本文未对专家评议参加者的年龄、文化程度、专业、职称、职务级别等基本信息进行介绍,也未对专家打分的具体过程进行详细介绍;但上述各项工作,本书均基于科学与严格的论证,以保证指标体系构建过程的科学与合理。

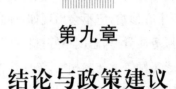

第九章
结论与政策建议

本书基于文献、定量与定性研究相结合的方法,对发达国家基层医疗卫生机构运行的共同特征与规律进行了归纳,从而对基层医疗卫生机构公益性运行进行了概念上的界定;进而,又对我国城市社区卫生服务中心公益性运行的可行性及其所需的配套制度与政策进行了研究。有基于此,本章对研究的结论及其政策建议归纳如下:

一、免费或收取极少费用的基本医疗卫生服务提供将是我国城市社区卫生服务中心公益性改革的目标

本文对15个发达国家基层医疗卫生机构运行共同特征进行的归纳提示:六个发达国家都实行了免费;而其余九个国家均设置了较低的"封顶线"(超过该线,居民个人无需再承担)。此外,基于"公益性理论"、"市场失灵理论"、"公共产品理论"等理论,城市社区卫生服务中心所提供的基本医疗卫生服务由政府直接提供或政府负责提供,本身也符合经济学、公共管理学的理论基础。对于我国而言,鉴于《中共中央国务院关于深化医药卫生体制改革意见》

等一系列中央政府的政策文件要求,基本医疗卫生服务本身已被界定为了"公共产品",也要求政府财政对社区卫生服务中心的各类支出,包括房屋建设、医疗设备购买、人员经费支出等进行专项投入,以保证机构的公益性运行。综合了国内外该领域的前期研究成果和实践经验,本文提出了向全民免费或收取极少费用地提供基本医疗卫生服务是各国基层医疗卫生机构公益性运行的本质属性,也是其内涵界定的核心内容。

与此同时,本文对社区卫生服务中心免费医疗卫生服务的可行性论证结果提示:虽然依靠市辖区级财政无力承担社区卫生服务中心免费医疗服务所导致的经费缺口;但是,由于医药费用免费,除药费之外再没有医疗业务开支,将大幅减少各类社会医疗保险的支出。此外,社会医疗保险基金(城镇职工基本医疗保险)本身具有超过1万亿的经费结余。因而,通过社会医疗保险基金结余或通过各级财政对公立医院新增财政投入的转移(具体依据见本书第五章),在经费上可实现社区卫生服务中心的免费提供。结合发达国家免费或收取极少费用的基层医疗卫生系统运行的经验,本文认为:我国实行免费或收取极少费用的社区卫生服务中心运行模式是可行的。

有基于此,本书得出了该结论:免费或收取极少费用的基本医疗卫生服务提供将是我国城市社区卫生服务中心公益性改革的目标。此外,具体是实行免费,还是收取极少费用,基于我国的实际情况,本文更倾向于"收取极少费用",包括一定的起付线和一定的自付比例,但认为应实行"封顶线"(该封顶线与当前我国应用的封顶线刚好相反,即超过一定医药费用,个人不再承担);与此同时,对儿童、老年人等对于"收取极少费用"基础上进一步减免。

二、以"公益性"取代"逐利性"工作动机是社区卫生服务中心公益性改革的最主要内容之一

近年来，政府对社区卫生服务中心财政投入总量历年均有大幅增长，但患者的均次门诊费用和均次住院费用也呈历年增长趋势，进而患者的自付医药费用未减反增。究其原因，主要是由于中央政府的有关政策，一方面要求政府（市辖区政府）不断增加对社区卫生服务中心的各类财政投入，但另一方面又在政策上默许社区卫生服务中心通过医疗业务收入来弥补财政投入的不足，保证机构的收支平衡和正常运行。因而，社区卫生服务中心的"逐利性"工作动机依然是机构运行的基本激励机制。然而，这就与公共服务机构公益性运行所要求的"利他性"或"公益性"原则相违背。

通过政府举办和非政府举办或私立社区卫生服务中心运行机制的具体比较又进一步证实：当前，政府举办的社区卫生服务中心在运行机制方面与非政府举办机构、私立机构几乎没有差异，均是通过"多劳多得"的基本分配原则，以"逐利"为机构及其医务人员的基本运行准则。与此同时，相比较于非政府举办机构，政府举办的社区卫生服务中心还存在更低的运行效率。

诚然，对于政府举办的社区卫生服务中心及其医务人员的"逐利"工作动机，财政投入总量的不足是其重要原因之一。然而，本文研究提示：财政投入的增加不会自动改变社区卫生服务中心及其医务人员的"逐利"性工作动机。如要实现机构及其医务人员的"公益性"工作动机，除了公益性等方面的宣传教育和道德规范之外，更为重要的是建立起公益性导向的评价机制，以此来取代"逐利性"的激励机制，来引导和规范社区卫生服务中心及其医务人员

的"公益性"工作动机。此外,该公益性的评价机制还必须与机构及其医务人员的奖惩考核挂钩;进一步说,机构运行和医务人员工作的公益性评价结果就应该是其奖惩考核的直接依据。

三、社区卫生服务中心的功能界定及其与大医院的功能划分是保证其公益性运行的必要条件

本文基于发达国家基层医疗卫生机构在各国医疗卫生系统的地位与定位分析而得出了:大部分发达国家都对基层医疗卫生机构界定为医疗卫生系统的"守门人"功能,即要求居民必须首诊在基层医疗卫生机构;只有获得基层医疗卫生机构的转诊许可,居民才可以到更高级别医院就诊。此外,对于未实施"守门人"功能界定的国家,也将基层医疗卫生服务机构与大医院在功能上进行了严格区分,如美国,具体内容见本书的第三章,在此不再赘述。如上所述,发达国家均将基层医疗卫生机构与大医院在功能上进行了严格区分,以此保证了基层医疗卫生机构的公益性定位和在全国医疗卫生系统"守门人"的地位。

对我国而言,基于诸如国务院医改办等七部门印发的《关于推进家庭医生签约服务的指导意见》(2016)等制度的推动,我国各地已开始进行了家庭医生制度的试点。虽然,我国的家庭医生制度与发达国家强制要求居民必须签约基层医疗卫生机构的全科医生制度,尚有本质区别;但由于该试点刚刚启动,至少在某种程度上将基层医疗卫生机构作为全国医疗卫生系统"守门人"的定位已逐步呈现出一定的端倪。

与此同时,我国所有大医院(二、三级医院)均可提供基本医疗服务。举例来说,所有三级医院均提供普通感冒发烧等的门诊服

务。虽然各地的社会医疗保险将报销比例在社区卫生服务中心和大医院进行了一定的区分(社区卫生服务中心的报销比例要高一些)，但再无其他的限制措施，更无任何的强制措施要求居民对于基本医疗服务应到社区卫生服务中心就诊。这就造成了在基本医疗服务的提供方面，社区卫生服务中心和公立医院存在竞争关系。此外，由于社区卫生服务中心在医生水平、设备检查等各方面必然远远落后于大医院，导致社区卫生服务中心在竞争中必然处于劣势地位。与农村地区的乡镇卫生院相比较，农村乡镇卫生院一般覆盖区域较大，在地理上尚有一定的优势；城市社区卫生服务中心所在的城市地区，与大医院之间几乎没有地理或交通便利等优势。进而，出现了我国城市地区的大医院"看病难"、名专家"一号难求"；而社区卫生服务中心"门可罗雀"的现象。于是，社区卫生服务中心在业务量不足的前提下，为保证收支平衡，更难以实现公益性的运行。此外，本书未将社区卫生服务中心与大医院在业务分开界限方面进行深入分析，其原因在于将二者分开的技术方面不存在困难，其关键环节在于出台相应政策限制大医院的基本服务内容，而不在于如何或怎样将二者分开。

因而，本研究得出结论：社区卫生服务中心的功能定位必须界定清晰，而且其在医疗服务上必须与大医院进行严格区分，大医院(至少是公立医院)不可以再提供基本医疗服务。

四、社区卫生服务中心的内涵建设应适应其公益性运行的需要

如果我国社区卫生服务中心被强制界定为了医疗卫生系统的"守门人"，所有城镇居民首诊必须在社区卫生服务中心。如此一

来,就需要解决一个问题,那就是必须提高社区卫生服务中心的诊治水平在内的内涵建设。之所以出现本文所提及的社区卫生服务中心"门可罗雀"现象的原因就在于:公众认为社区卫生服务中心的诊治水平不高,远低于大医院。实际上,无论从医务人员的学历、职称、技术能力,以及医疗设备的先进程度等各方面,社区卫生服务中心一定远远低于大医院。进而,在目前未有强制要求居民首诊必须在社区卫生服务中心的前提下,公众"用脚投票",就会自然选择大医院而非社区卫生服务中心;除非是极为简单的疾病或慢性病(只为去社区卫生服务中心买药或配药)。

因此,提高社区卫生服务中心的诊治水平,使得其医务人员具备诊治常见病的能力是社区卫生服务中心作为"守门人"的前提条件。本文未对社区卫生服务中心的诊治水平,或其提供医疗服务的质量进行专门研究。其原因在于:鉴于本文所提的大医院基本医疗服务的功能将取消,强制要求居民首诊在社区卫生服务中心,那势必造成大医院的门诊量大幅下降;进而,原先开展基本医疗服务的医务人员将"闲置"出来。基于即将在2020年全国普及所有城市的"医疗联合体"为载体,本文建议:将大医院"闲置"出来的医务人员和医疗设备,补充到社区卫生服务中心,以此来提高社区卫生服务中心的诊治水平。如此一来,一方面可在短时间内将社区卫生服务中心的诊治水平得到较大提高,甚至与三级医院诊疗水平同步,让公众可以信任社区卫生服务中心的诊治水平;另一方面,又可解决了三级医院取消"基本医疗服务"之后医务人员和设备的闲置问题,降低了三级医院取消"基本医疗服务"这项政策的抵触。

当然,这又需要解决一个问题,那就是如何让三级医院"基本医疗"的功能顺利转到社区卫生服务中心,毕竟社区卫生服务中心隶属于市辖区，而三级医院一般隶属于市政府，甚至省级政府。本处推荐的方案是：实行"联合办医"，即社区卫生服务中心与大医院共同来举办社区卫生服务中心，大医院可以用"参股"或"托管"等多种方式。如此一来，大医院和社区卫生服务中心都有"联合办医"的动力，又没有打破不同机构的隶属关系和利益，推进这项工作的阻力应该不大。

因此，本文的结论是，通过大医院将"基本医疗服务"功能转到社区卫生服务中心，二者采用"股份制"或"托管制"等方式联合举办社区卫生服务中心，以此来在短时间内提升社区卫生服务中心的诊治水平和医疗服务的提供能力。如此一来，本书所提出的将政府对公立医院新增财政投入转为社区卫生服务中心，也是基于此依据：公立医院的"基本医疗服务"取消，不再新增财政投入，也是符合道理的。

五、社区卫生服务中心机构运行经费的来源明确与总量合理是保证其公益性运行的前提条件

我国城市社区卫生服务中心如要实现免费或收取极少费用的基本医疗卫生服务提供的目标，而且以"公益性"、"利他性"为机构运行及医务人员工作动机，那么机构运行经费的充足保障必定是其必要条件之一。大部分发达国家基层医疗卫生机构运行的经费主要由政府财政专项拨款和社会医疗保险基金共同构成；而且二者的界限清晰、职责明确。对于我国而言，免费或收取极少费用的基本医疗服务提供属于新事物。本研究结果提示：在现行财政制度、社会医疗保险制度等政策不变的前提下，完全由市辖区财政来承担该医药费用的经费缺口的可行性较低；但通过财政对公立医院

新增财政投入的转移或社会医疗保险基金的结余,完全可以承担得起该公益性运行目标的实现。对于二者经费或基金转移为社区卫生服务中心医药经费缺口的依据,在前文已有论证,在此不再赘述。

除了保障机构医药经费缺口之外,社区卫生服务中心的房屋建设与维修、医疗设备的购买或更新、人员经费支出、日常业务运行经费支出、债务偿还等各项支出,必须得有科学与统一的投入依据和来源。该类经费,属于机构的发展与日常业务经费,如果由社会医疗保险基金结余承担,显然是没有依据的,也是没有道理而言的;对于医药费用的补贴,由社会医疗保险基金结余承担,是由于公益性改革之后大幅降低了医药费用的支出,将导致社会医疗保险基金的结余。该经费,假定由公立医院新增财政投入承担,也只是公立医院将基本医疗服务划转或参股的部分费用,而对于其他社区卫生服务中心的房屋建设、日常业务开支等也没有承担的依据。有基于此,本文认为:市辖区级政府应完全承担起社区卫生服务中心的房屋建设、医疗设备、人员经费、日常业务运行和债务等机构一般运行经费支出。

基于上述研究成果:城市社区卫生服务中心公益性运行,即免费或收取极少费用医疗服务的经费缺口已由社会医保基金结余或公立医院新增财政投入承担;作为社区卫生服务中心的举办机构,市辖区级政府足额保证机构的日常业务开支,也是理所应当的。此外,据"新医改意见"等中央政策文件,本支出原本就是市辖区政府的职责。为了推进该项工作在全国范围内的顺利进行,中央政府应进一步出台"新医改意见"的具体实施方案,将社区卫生服务中心的建设标准(房屋、医疗设备、人员等配置标准)进一步规范,市辖区政府对社区卫生服务中心各类投入标准进一步明确和具体化。

因而,本研究得出的结论是,由市辖区政府保证对社区卫生服务中心的房屋建设、医疗设备、人员经费、日常业务开支和债务的全额投入，以保证机构的公益性运行。

六、分权制财政投入原则和社会医保基金结余使用管理政策的变通是实现社区卫生服务中心公益性运行的必要条件之一

本文对社区卫生服务中心免费或收取极少费用提高基本医疗卫生服务的可行性论证，是基于了各级财政对公立医院的新增投入或者社会医疗保险基金结余可以转为社区卫生服务中心的医药经费补贴为前提的。上文已有对该两项经费来源的困难进行了简要介绍，在此对其进一步解释。

按照分权财政的原则，大医院一般隶属于省级或地市级政府，因而其经费都由省级或地市级财政负责；而社区卫生服务中心是隶属于市辖区政府，其经费也是由市辖区财政负责。因而，本文所提将对公立医院新增财政投入转为社区卫生服务中心的医药经费补贴，就违反了财政分权的基本原则，必然会遇到较大阻力。有基于此，前文提出了将大医院"基本医疗服务"的功能及其所涉及的医务人员和设备划转到社区卫生服务中心，在医疗联合体的即将全国广泛普及的基础上，再推进一步，直接实现机构的合并或共同举办社区卫生服务中心。如此一来，在没有完全打破财政分权制的基础上，实行"参股"或"联合举办"等方式，可实现"多赢"的结果。具体为：可解决了社区卫生服务中心的医药经费缺口的问题，在短时间内大幅提高了社区卫生服务中心的诊疗水平，取消了大医院基本医疗服务的功能和明确了社区卫生服务中心和公立医院的不同功能划分与界定。

与此同时，根据社会医疗保险基金的管理原则，（城镇职工）基本医疗保险基金纳入财政专户管理，专款专用，不得挤占挪用。如完全按照该原则，将社会医疗保险基金结余（超过 1 万亿元）拿出300 亿左右用于社区卫生服务中心作为其公益性运行的经费缺口，是难以做到的。基于上文所论证，社区卫生服务中心免费或收取较低费用的医疗服务提供，机构"公益性"运行，市辖区级政府全额对其运行进行财政专项投入，那么社会医疗保险的支出必然将大幅下降。如此一来，可基于当前我国城镇职工基本医疗保险普遍采用的"总额预付制"原则以及基本公共卫生服务的"按人头付费"的原则，由医疗保险基金将固定的医保费用总额预付给社区卫生服务中心，而不是将社区卫生服务中心公益性改革所导致的医疗保险基金结余继续留在保险基金；而该笔固定的医保经费，应基于机构所覆盖的参保人口数量和机构医药费用补贴所需经费进行合理测算。此外，社会医疗保险制度及其基金的原则，不是将基金总量越做越大，而是在基本保持收支平衡的前提下，真正应用于患者所需。除此之外，国务院有关医疗联合体的建设方案当中也专门提到了打破医保壁垒的具体实施方案。因而，将社会医疗保险基金的结余通过一种合理的方式用于社区卫生服务中心免费或极少费用医疗服务的提供，本身不属于"挤占挪用"，而是合理和有效的，甚至是真正发挥了社会医疗保险基金应有的作用。

七、合理划分政府与市场在社区卫生服务中心运行的界限与大力发展私立社区卫生服务中心是保证其长期健康运行的基础

本书的第四章基于英美两国基层医疗卫生机构近半个世纪以

来的改革历程，阐述了政府和市场在基层医疗卫生机构改革中的界限和职责划分。然而，对于我国社区卫生服务中心公益性运行方面，本书侧重于了对政府职责的论述，包括了上文所提及的财政投入及各项经费的保障、社区卫生服务中心功能的界定与大医院职责的划分等。对于如何发挥市场的作用，本书虽力主发挥市场机制的作用和大力发展私立社区卫生服务中心，但涉及不多。究其原因，主要在于：对我国社区卫生服务中心的发展而言，由于当前"公益性不足"和"逐利"运行机制，只有通过政府出台相应政策或发挥，并保证其足额相应的投入经费，才能实现其"公益性"的本质属性。

本文认为：通过政府强有力的各项措施来实现社区卫生服务中心的公益性运行，只是该机构运行的第一步；在公益性运行机制实现之后，应充分重视市场机制的作用，大力发展非政府举办或私立社区卫生服务中心。后者的最大优势在于：可大幅减轻市辖区财政的投入压力，以及具有较高的运行效率。与此同时，对于政府举办的社区卫生服务中心而言，其房屋建设、医疗设备、人员经费和日常业务经费均有市辖区政府全额提供，医药费用由社会医疗保险基金或其他经费专项补贴，以此可免费或极少费用地提供医疗服务；那么对于非政府举办机构或私立机构而言，如何保证其存在的空间将是一个重要的问题。对于私立社区卫生服务中心而言，如果没有了"利润"追逐的空间，即便有再好的扶持或鼓励政策，私立机构也不可能发展起来。

基于各发达国家的经验而言，基层医疗卫生机构全部或绝大部分均为私立机构，私立机构与公益性运行本身没有冲突，二者是完全可以兼容的。有基于此，本文提出：将相当数量的政府举办的社区卫生服务中心在合法与合规的前提下转为"股份制"或全私立等其他形式的机构,吸引社会资本进入社区卫生服务领域。尤其是对于财政困难的市辖区,将其转为股份制或私立机构之后,该机构运行经费将无需再由市辖区政府财政承担。当然,另一个问题是:对于私立和政府举办社区卫生服务中心,政府应采取完全一致的医药费用补偿方法和标准。对于私立社区卫生服务中心,政府类似于目前向私立机构"购买服务"的方式支付相应的费用。与此同时,为进一步鼓励市场机制的作用,按照前文所提及的政策,即可将政府举办和私立社区卫生服务中心的功能界定、评价标准等差异化界定,以保证私立机构的存在空间,充分发挥市场机制在社区卫生服务中心公益性运行当中的作用。

八、公众与患者参与和监督社区卫生服务中心运行是保证公益性的必要条件

据前文所述,公众与患者几乎没有任何参与到当前我国社区卫生服务中心的运行之中。虽然部分地区将患者满意度作为考评社区卫生服务中心及其医务人员绩效的指标之一,但其主要是做"表面文章",未真正影响到机构运行机制或医务人员的工作动机。而据发达国家的相关经验来看:全国基层医疗卫生机构的患者满意度的评估与评比是其总体评价与评比的最为核心内容,而且参与患者满意度评估的患者占该年度患者总量比例都较高,甚至部分国家超过80%。由此来看,对于我国社区卫生服务中心的运行而言,"患者满意度"或患者在社区卫生服务中心的就诊经历,对该机构运行的影响应大幅提高。

除此之外,作为公共服务的提供者,社区居民的参与和监督其运行,本身也是公共管理的基本原则。对于我国社区卫生服务中

心的监督和管理而言，完全由市辖区卫生行政部门负责。然而，市辖区卫生行政部门，本身又是其举办部门，举办主体与管理和监督主体混为一体，这也就是社会上普遍讲的"既是裁判员，又是运动员"。进而，目前的管理与监督水平较低。只有以公众或患者作为监督主体，才有可能保证社区卫生服务中心在"阳光下运行"。在这方面，美国的经验具有较好的代表性。上文已有提及，即由患者占一半以上的理事会负责对机构运行进行监督，决定机构的运行方向。

与此同时，基于我国城市社区卫生服务中心的发展实际，社区卫生服务中心一般为一个街道设置一所机构。原则上，社区卫生服务中心不隶属于所在地的街道政府，但后者对社区卫生服务中心的运行也有一定的管理或干预权限。某种程度上，社区卫生服务中心类似于接受市辖区卫生行政部门和所在地街道双重领导，当然以前者为主。此外，又由于社区卫生服务中心所服务的人口主要是该所在地街道的常住人口。因而，建立一个由街道政府工作人员、本街道患者代表、本街道居民代表（如律师等）组成的理事会，由其负责对社区卫生服务中心的运行进行监督，参与社区卫生服务中心重要工作的决定；并由其向全街道居民及时通报社区卫生服务中心的重要事项，譬如年度财务收支、收费等数据、医务人员或管理人员的任免信息等。此外，该理事会成员不超过两年更换一次，成员不能连任。如此一来，既保证了理事会对居民负责的宗旨，又保证了其能代表街道居民对社区卫生服务中心运行的有效监督。

因而，本研究的结论是，离开了居民与患者的参与和监督，社区卫生服务中心公益性运行的目标难以实现。此外，患者满意度的评比只是居民与患者参与的一种形式，更为重要的是建立以居

民与患者代表组成的理事会,负责对社区卫生服务中心运行的参
与和监督。

九、社区卫生服务中心公益性运行评估及其指标体系的应用是保障其公益性运行的必要条件

上文所述的各项政策建议,得需要一个"抓手"来将其付诸实
践。本书第八章研制出了社区卫生服务中心公益性运行的评估指
标体系,具体内容不再赘述。该指标体系综合考虑了社区卫生服
务中心的"公益性"运行动机、医务人员的"利他性"工作动机、社区
卫生服务中心的功能定位、医疗服务的提供质量、效率与公平性,
以及公众与患者对其运行的参与和监督等各方面。因而,本文认
为基于该指标体系应作为社区卫生服务中心运行的评价机制和评
价依据,以此来保证社区卫生服务中心的公益性运行。

前文对于该评价的负责部门建议为政府部门支持的专业第三
部门,未有展开。本处以医疗卫生机构运行综合评价最为经典和
最有代表性的案例为依据进行介绍。该评价即为美国联邦政府老
年医疗保险(Medicare)管理机构所进行的全美 Medicare 定点医
疗机构(共超过四千所机构,占全美医疗机构的绝大部分)进行的
综合评价①。首先,Medicare 管理机构建立了全美统一的医疗卫
生机构运行评价指标体系,该指标体系涵盖了治疗的及时性和有
效性,疾病的复发率、死亡率,医学影像检查的比例,患者满意度,
医疗费用等各方面。该指标体系经过多年的实践,现已成为各国
医疗卫生机构综合评价的主要标准之一。其次,基于该指标体系,

---

① https://www.medicare.gov/hospitalcompare/search.html

Medicare管理部门基于多种方式对所有机构进行评价打分。再次，在Medicare的官方网站，可实时查询每所医疗卫生机构的综合评价得分和各一级指标的得分，以此帮助患者选择合适的医疗卫生机构，也激励各医疗卫生机构的运行。

多个国家都借鉴了Medicare管理部门对医疗卫生机构的综合评价流程和方法，甚至诸如Healthgrades[①]等企业或第三部门，都直接使用Medicare的指标体系，对各医疗卫生机构的运行进行评估和评比。虽然，该评价主体及其指标体系不是专门针对基层医疗卫生机构进行的评价，但其做法值得我国社区卫生服务中心的公益性运行评价所借鉴，具体为：中央政府应出台评价的标准和相应的指标体系（本文所建立的指标体系借鉴了Medicare指标体系以及发达国家基层医疗卫生机构运行评价的各类指标体系；虽然尚主要处于理论阶段，但其应可为中央政府所参考，具体见本书的第八章）；由中央政府支持某一部门或机构具体开展该评价，并将结果实时在线公布（考虑到全国八千余所社区卫生服务中心，其评价相对而言并不需要太大的工作量）。

因而，本文建议，基于中央政府出台评价标准和以中央政府支持的部门负责具体评价的社区卫生服务中心公益性运行评价，是保证其机构公益性运行的重要保障。

综上所述，本研究对城市社区卫生服务中心公益性运行的界定为：基于国家法律法规、政府财政投入与社会医疗保险制度为制度与经费支撑，以市场机制运行为有效补充，接受公众参与和监督，以追求公众利益最大化为工作标准，并以免费或极少费用向所有城镇居民提供基本医疗卫生服务的机构。除此之外，本章基于

---

① https://www.healthgrades.com/

前述各章的分析与论证结果,归纳了本研究的结论及各项政策建议。首先,免费或收取极少费用的医疗服务提供是社区卫生服务中心公益性运行的目标。其次,该公益性目标的实现具备了经费保障上的可行性。再次,公益性目标的实现尚需一系列的配套政策,必要时尚需财政分权和社会医疗保险基金管理方式等的在合法合规的前提下的相应变通。此外,本研究所得结论和建议虽基于较为理性的依据和科学推理之下所得出,但不可否认部分结论和政策建议尚与现实具有一定的差距,在实施过程中可能还存在本文所提及的困难。但本文坚信:我国社区卫生服务中心公益性运行的方向是科学的,虽道路并非一帆风顺,但其目标是一定可以实现的。

参考文献

[1] 中共中央宣传部. 习近平总书记系列重要讲话读本(2016 版)[M]. 北京:学习出版社、人民出版社. 2016.

[2] 赵大海,胡伟. 中国大城市公共服务公众满意度的测评与政策建议[J]. 上海行政学院学报. 2014,(1):23-29.

[3] 王波,杨林. 共享发展理念下医疗卫生资源有效供给:基于城乡比较[J]. 东岳论丛. 2017,38(9):158-166.

[4] 梁鸿,贺小林. 我国基层医疗卫生服务体系建设的目标、成效与改进路径[J]. 中国医疗保险. 2011,(12):11-14.

[5] Macinko J, Starfield B, Shi L. The contribution of primary care systems to health outcomes within Organization for Economic Cooperation and Development (OECD) countries, 1970-1998 [J]. Health Service Research. 2003,38:831-865.

[6] Shi L, Politzer R, Regan J. Primary care, self-rated health, and reductions in social disparities in health [J]. Health Service Research. 2002,37:529-550.

[7] Xue Y, Goodwin JS, Adhikari D, et al. Trends in primary care provision to Medicare beneficiaries by physicians, nurse practitioners, or physician assistants: 2008-2014[J]. Journal of Primary Care & Community Health. 2017,8(4): 256-263.

[8] Blumenthal D. Performance improvement in health care — Seizing the moment [J]. New England Journal of Medicine. 2012, 366: 1953-1955.

[9] Kringos D, Boerma W, Bourgueil Y. The strength of primary care in Europe: An international comparative study [J]. Bristish Journal of General Practice. 2013,63(616):e742-e750.

［10］ Penm J, MacKinnon NJ, Strakowski SM, et al. Minding the gap: Factors associated with primary care coordination of adults in 11 countries[J]. Annals of Family Medicine. 2017,15(2):113 - 119.

［11］ Macinko J, Harris MJ. Brazil's family health strategy — Delivering community-based primary care in a universal health system. New England Journal of Medicine. 2015,372(23): 2177 - 2181.

［12］ Kringos DS, Boerma WGW, Hutchinson A. The breadth of primary care: A systematic literature review of its core dimensions [J]. BMC Health Services Research. 2010,10:65.

［13］ Starfield B, Shi L, Macinko J. Contribution of primary care to health systems and health [J]. Milbank Quarterly. 2005, 83:457 - 502.

［14］ Doran T, Fullwood C, Kontopantelis E, et al. Effect of financial incentives on inequalities in the delivery of primary clinical care in England: Analysis of clinical activity indicators for the quality and outcomes framework [J]. The Lancet. 2008,372:728 - 736.

［15］ Schellevis FG, Westert GP, de Bakker DH. The actual role of general practice in the Dutch health-care system: Results of the second Dutch national survey of general practice [J]. Journal of Public Health. 2005, 13:265 - 269.

［16］ Pesec M, Ratcliffe HL, Karlage A, et al. Primary health care that works: The Costa Rican experience[J]. Health Affairs. 2017,36 (3) : 531 - 538.

［17］ Shen J, Andersen R, Brook R, et al. The effects of payment method on clinical decision-making: physician responses toclinical scenarios [J]. Medical Care. 2004,42:297 - 302.

［18］ Simoens S, Giuffrida A. The impact of physician payment methods onraising the efficiency of the healthcare system: An international comparison [J]. Applied Health Economics and Health Policy. 2004, 3:39 - 46.

［19］ Arah OA, Westert GP, Hurst J, et al. A conceptual framework for the OECD health care quality indicators project [J]. International Journal of Quality Health Care. 2006,18(Suppl 1):5 - 13.

［20］ Kringos DS, Boerma W, van der Zee J, et al. Europe's strong primary care systems are linked to better population health but also to higher health spending [J]. Health Affairs. 2013,32 (4): 686 - 694.

[21] Marshall M, Klazinga N, Leatherman S, et al. OECD Health Care Quality Indicator Project: The expert panel on primary care prevention and health promotion [J]. International Journal of Quality Health Care. 2006,18(Suppl 1):21 - 25.

[22] Starfield B. State of the art in research on equity in health[J]. Journal of Health Politics, Policy and Law. 2006,31(1):11 - 32.

[23] Campbell SM, Braspenning J, Hutchinson A, et al. Research methods used in developing and applying quality indicators in primary care [J]. BMJ Quallity and Safty. 2002,11:358 - 364.

[24] Joshi A, Bali S, Kale S, et al. A qualitative study of primary care physicians' perceptions and experiences on iron-folic acid consumption [J]. International Journal of Community Medicine and Public Health. 2017,4(4):1081 - 1086.

[25] Schroeder DA, Stephens E, Colgan D, et al. A brief mindfulness-based intervention for primary care physicians: A pilot randomized controlled trial[J]. American Journal of Lifestyle Medicine. 2018,12(1):83 - 91.

[26] Samuel ME, Shi L, Norma C. Community and migrant health centers: The need for a coordinated national financing policy [J]. Journal of Public Budgeting, Accounting & Financial Management. 1998,10(4): 529 - 548.

[27] Cumming J, Mays N. New Zealand's primary health care strategy: Early effects of the new financing and payment system for general practice and future challenges [J]. Health Economics, Policy and Law. 2011,(6): 1 - 21.

[28] Vlassoff C, Tanner M, Weiss M, et al. Putting people first: A primary health care success in rural India [J]. Indian Journal of Community Medicine. 2010,35(2):326 - 330.

[29] Taylor TB. Threats to the health care safety net [J]. Academic Emergency Medicine. 2008,8(11):1080 - 1087.

[30] Boehm DA. The safety net of the safety net: How federally qualified health centers subsidize Medicaid managed care [J]. Medical Anthropology Quarterly. 2005,19(1): 47 - 62.

[31] Lewin ME, Baxter RJ. America's health care safety net: Revisiting the

2000 IOM report [J]. Health Affairs. 2007,26(5):1490 - 1494.

[32] Erler J, Bodenheimer T, Baker R. Preparing primary care for the future — Perspectives from the Netherlands, England and USA [J]. German Journal for Evidence and Quality in Health Care. 2011,105 (5):571 - 580.

[33] Boncz I, Sebestyén A. Financial deficits in the health services of the UK and Hungary [J]. The Lancet. 2006,368: 917 - 918.

[34] Wilson MG, Lavis JN, Guta A. Community-based organizations in the health sector: A scoping review [J]. Health Research Policy and Systems. 2012,10(36):1 - 9.

[35] Wyss K, Lorenz N. Decentralization and central and regional coordination of health services: The case of Switzerland [J]. The International Journal of Health Planning and Management. 2000, 15: 103 - 114.

[36] Bohigas L. Comment on decentralization, re-centralization and future health policy [J]. European Journal of Public Health. 2008, 18(3):220.

[37] Saltman RB. Decentralization, re-centralization and future European health policy [J]. European Journal of Public Health. 2008,18(2): 104 - 106.

[38] Mills A. Decentralization and accountability in the health sector from an international perspective: What are the choices? [J] Public Administration and Development. 1994,14:281 - 292.

[39] Klein R. The eternal triangle: Sixty years of the centre-periphery relationship in the National Health Service [J]. Social Policy & Administration [J]. 2010,44(3):285 - 304.

[40] Gorsky M. Local government health services in interwar England: Problems of quantification and interpretation[J]. Bulletin of the History of Medicine. 2011,85(3) :384 - 412.

[41] Gosden T, Forland F, Kristiansen IS. Impact of payment method on behaviour of primarycare physicians: A systematic review [J]. Journal of Health Service Research and Policy. 2001,6(1):44 - 55.

[42] 孟庆跃. 中国卫生保健体制改革与健康公平[J]. 中国卫生经济 . 2007, 26(1):9 - 14.

[43] 张雪莉. 我国社区卫生服务机构主要卫生资源配置状况分析[J]. 中国卫生资源. 2012,15(3):271－273.

[44] 张秀敏. 大庆市社区卫生服务人力资源配置现状及公平性分析[J]. 医学与社会. 2009,(9):10－15.

[45] 程锦泉,彭绩. 深圳市社区卫生服务资源配置公平性评价[J]. 中国全科医学. 2006,(9):1122－1123.

[46] 姚云. 湖北省城市社区卫生人力资源配置公平性分析[J]. 中国卫生经济. 2010,(4):37－39.

[47] 曹范堃,袭燕,郑文贵. 山东省社区卫生服务中心卫生资源配置公平性分析[J]. 医学与社会. 2018(1):11－13

[48] 王高玲,田大将. 基于超效率数据包络分析的我国社区卫生服务机构服务效率的评价研究[J]. 中国全科医学. 2014,17(28):3296－3300.

[49] 郭振,赵伟宇. 山东省城市社区卫生服务机构效率评价[J]. 中国卫生经济. 2012,31(3):73－75.

[50] 任光祥,刘岚,佘福强,莫欣宇. 贵州省社区卫生服务机构配置状况和卫生服务质量、效率分析[J]. 中国初级卫生保健. 2014,28(1):25－28.

[51] 刘冬梅,王庆军,王军爽,李净海. 基于 DEA 模型的滨海新区社区卫生机构效率评价[J]. 中国卫生统计. 2015,(1):115－117.

[52] 孟亚苹,孙灵利,宋爽,王杉,吴欣. 北京市朝阳区社区基本公共卫生服务项目效率分析[J]. 中国医药导报. 2017,14(33):126－129.

[53] 梁万年,王虹,杨兴华. 中国城市社区卫生服务评价指标体系的应用[J]. 中国卫生事业管理. 2002,18(11):644－646.

[54] 鲍勇,龚幼龙,叶建芳. 社区卫生服务经济补偿机制的进一步研究[J]. 中国卫生事业管理. 2000,(9):516－517.

[55] 孟庆跃. 社区卫生服务筹资:现状、问题和政策选择[J]. 中国卫生经济. 2003,22(6):8－9.

[56] 赵秀萍. 完善我国社区卫生服务财政补偿机制的探讨[J]. 中国科技信息. 2007,(11):189－190.

[57] 朱迎新,谈春艳. 城市社区卫生服务补偿机制初探[J]. 职业与健康. 2013,29(5):623－627.

[58] 程晓明,陈兴宝. 社区卫生服务成本、收费与补偿现况分析[J]. 中国全科医学. 2004,7(15):1031－1033.

[59] 陈文,吴凡,应晓华. 社区基本预防服务的成本测算[J]. 中国卫生经济. 2003,22(1):45－48.

［60］ 线春艳,蒋艳,程薇.社区卫生服务成本核算方法再研究[J].中国卫生经济.2014,33(1):60-62.

［61］ 陆方,桑秀燕.社区卫生服务机构的成本测算研究[J].中国全科医学.2013,16(16):1836-1840.

［62］ 钱军程,孟群.论医疗事业的公益性与公益度[J].中国卫生政策研究.2014,7(12):70-74.

［63］ 李玲.陈秋霖.公立医院的公益性及其保障措施[J].中国卫生政策研究.2010,3(5):7-11.

［64］ 刘世彧.行政合同:保障社区卫生服务机构公益性的一个思路[J].医学与哲学.2011,32(13):51-53.

［65］ 吴敬琏.公立医院公益性问题研究[J].经济社会体制比较.2012,(4):13-20.

［66］ 雷海潮.公立医院公益性的概念与加强策略研究[J].中国卫生经济.2012,31(1):10-12.

［67］ 陈英耀,倪明.公立医疗机构公益性评价指标筛选——基于德尔菲专家咨询法[J].中国卫生政策研究.2012,05(1):6-10.

［68］ 李玲.基层医改:制度创新的社会实践[J].宏观经济管理.2013,(1):27-28.

［69］ 赵大海,张智若.我国社区卫生服务机构功能定位转变的效果评估研究[J].西北人口.2013,(3):121-125.

［70］ 宋渝丹,何振仿.我国社区卫生服务机构药品零差率政策系统综述[J].中国卫生事业管理.2011,28(2):89-92.

［71］ 赵大海.基层医疗机构财政补偿政策实施的必要条件和配套政策[J].财政研究.2011,(2):24-28.

［72］ 王新茂.药品零差率政策对社区卫生服务机构收支结构影响分析[J].中国农村卫生事业管理.2014,34(7):786-789.

［73］ 刘璐,杨世民.西安市社区卫生服务机构实行基本药物零差率的补偿机制研究[J].中国全科医学.2013,16(1):32-35.

［74］ 鲍勇.探索收支两条线管理机制完善公益公平中国社区卫生服务模式[J].中华全科医学.2007,5(2):95-96.

［75］ 顾昕."收支两条线":公立医疗机构的行政化之路[J].中国卫生经济.2008,27(1):14-16.

［76］ 杨颖华,孙晓明,陈文,周向红.对社区卫生服务机构收支两条线管理内涵和相关观点的探讨[J].中国卫生资源.2010,13(2):86-89.

［77］ 刘亚军.北京市社区卫生服务机构实施收支两条线管理前后的成果效

果分析[J]. 中国全科医生 . 2010,13(1):30 - 32.

[78] 左根永. 给补偿机制打"补丁"[J]. 医院领导决策参考 . 2012,(18):31 - 33.

[79] 张敏华,刘诗强,孙雅. 社区卫生服务中心实行"收支两条线"管理的实践与思考[J]. 中国卫生资源 . 2012,15(3):181 - 183.

[80] 陈丽娜,方舟. 医疗联合体内社区医院一站式服务中心的构建与成效[J]. 中国现代医生 . 2016,54(26):137 - 141.

[81] 程跃华. 我国医联体构建模式分析及政策建议[J]. 医学与法学 . 2015,(5):67 - 69.

[82] 李立平,冯天元. 区域医疗联合体中的突出问题与解决对策探讨[J]. 深圳中西医结合杂志 . 2015,25(16):194 - 196.

[83] 梁思园,孟庆跃. 我国医疗联合体发展和实践典型分析[J]. 中国卫生政策研究 . 2016,9(5):42 - 48.

[84] 胡志,江文. 安徽省基层医疗卫生机构补偿机制的调研与建议[J]. 中国农村卫生事业管理 . 2010,30(7):519 - 522.

[85] 姚岚. 社区卫生服务改革与发展中的难点解析[J]. 中国卫生政策研究. 2010,3(9):1 - 3.

[86] 黄杰,杨洪伟,杨莉,樊海涛,金承刚. 陕西省基本药物制度对基层卫生机构的影响—基于两市(县)4 所基层医疗机构的抽样调查[J]. 中国卫生政策研究 . 2011,4(11):1 - 6.

[87] 安体富,任强. 政府间财政转移支付与基本公共服务均等化[J]. 经济研究参考. 2010,(47):3 - 12.

[88] 贾俊雪,郭庆旺,宁静. 财政分权、政府治理结构与县级财政解困[J]. 管理世界. 2011,(1):30 - 39.

[89] 贾康. "十二五"时期中国的公共财政制度改革[J]. 财政研究. 2011,(7):2 - 13.

[90] 丁宏,张留,陈任. 安徽省基层医疗卫生机构药物"零差率"销售试点的成效与建议[J]. 中国农村卫生事业管理. 2010,30(7):532 - 534.

[91] Pigou AC. The economics of welfare [M]. London: Macmillan and Co. 1932.

[92] Deegan C, Unerman J. Financial accounting theory [M]. Maidenhead: McGraw-Hill Education. 2011.

[93] Hantke-Domas M. The public interest theory of regulation: Non-existence or misinterpretation? [J] European Journal of Law and Economics. 2003,15(2):165 - 194.

［94］ Feigin S, Owens G, Goodyear-Smith F. Theories of human altruism: A systematic review ［J］. Annals of Neuroscience and Psychology. 2014,1:1 - 9.

［95］ Stiglitz JE. Economics of the public sector (3rd edition) ［M］. New York: W. W. Norton &Company. 2000.

［96］ Samuelson PA. The pure theory of public expenditure ［J］. The Review of Economics and Statistics. 1954,36(4): 387 - 389.

［97］ Tiebout CM. A pure theory of local expenditures ［J］. Journal of Political Economy . 1956,64 (5): 416 - 424.

［98］ Musgrave RA. The theory of public finance: A study in public economy［M］. New York: McGraw-Hill. 1959.

［99］ Oates WE. The theory of public finance in a federal system ［J］. The Canadian Journal of Economics. 1968,1(1): 37 - 54.

［100］ 李卉,赵彬,安舜禹. 美国社区卫生服务体系现状及启示［J］. 中国公共卫生 . 2012,28(12):183 - 184.

［101］ Perry JL. Measuring public service motivation: An assessment of construct reliability and validity ［J］. Journal of Public Administration Research and Theory. 1996,6(1): 5 - 22.

［102］ Gosden T, Forland F, Kristiansen IS. Capitation, salary, fee-for-service and mixed systems of payment: Effects on the behaviour of primary care physicians ［J］. The Cochrane Database of Systematic Reviews. 2000,(3): CD002215.

［103］ 马胜林. 医疗集团力促双向转诊［J］. 中国卫生 . 2017,(2):108 - 109.

［104］ 姚瑶,刘斌,刘国恩. 公立医疗机构比私立医疗机构更利他吗［J］. 经济与管理研究 . 2015,(4):94 - 103.

［105］ 顾昕. 全球性医疗体制改革的大趋势［J］. 中国社会科学 . 2005,(6): 121 - 128.

［106］ 林毅夫. 政府与市场的关系［J］. 国家行政学院学报 . 2013,(6):4 - 5.

［107］ 张明澍. 论政府与市场关系的两个主要方面［J］. 政治学研究 . 2014, (6):62 - 70.

［108］ 新华社记者. 习近平主持中央政治局集体学习强调"看不见的手""看得见的手"都要用好［N］. 人民日报海外版 . 2014 年 5 月 28 日,第1 版.

［109］ 解亚红. 西方国家医疗卫生改革的五大趋势——以英国、美国和德国

为例[J].中国行政管理.2006,(5):109-112.

[110] Roland M, Guthrie B, Thomé DC. Primary medical care in the United Kingdom [J]. Journal of the American Board of Family Medicine. 2012,25(Suppl 1):6-11.

[111] Smith PC, York N. Quality incentives: The case of U. K. general practitioners [J]. Health Affairs. 2004,23(3):112-118.

[112] Baines D, Tolley K, Whynes D. Prescribing, budgets and fundholding in general practice [M]. London: Office of Health Economics. 1997.

[113] Kay A. The abolition of the GP fundholding scheme: A lesson in evidence-based policy making [J]. British Journal of General Practice. 2002,52(475):141-144.

[114] Hay L. The legacy of primary care trusts [M]. London: the NHS Confederation. 2011.

[115] Holder H, Robertson R, Ross S. Risk or reward? The changing role of CCGs in general practice [M]. London: King's Fund/Nuffield Trust. 2015.

[116] Stevens RA. Health care in the early 1960s [J]. Health Care Financing Review. 1996,18(2):11-22.

[117] Bailey MJ, Danziger S. Legacies of the war on poverty [M]. New York: Russell Sage Foundation. 2013.

[118] Atsas S, Kunz K. Policy review: The US affordable care act, community health centers, and economic development opportunities [J]. Community Development. 2014,45(4): 409-422.

[119] 蔡立辉.分层次、多元化、竞争式提供医疗卫生服务的公共管理改革及分析[J].政治学研究.2009,(6):69-82.

[120] 章伟芳.中国政府在基本医疗卫生领域中职责的历史变迁[J].浙江大学学报(人文社会科学版).2012,42(6):195-195.

[121] 郁建兴,翁翠.农村基本医疗卫生体系建设中的地方政府—基于宁波市江北区的研究[J].浙江大学学报(人文社会科学版).2008,38(6):41-48.

[122] 王军,刘国恩.健康档案管理的"瓶颈"[J].中国社会保障.2011,(6):82-83.

[123] 张宏翔,张明宗,熊波.财政分权、政府竞争和地方公共卫生投入[J].财政研究.2014,(8):33-37.

[124] 赵大海,张智若.我国医药卫生体制改革对县级财政的压力与对策[J].甘肃社会科学.2013,(1):230-233.

[125] 陈忠,史策.加强基层医疗卫生行政监督研究[J].中国行政管理.2014,(7):43-47.

[126] 杜创,朱恒鹏.中国城市医疗卫生体制的演变逻辑[J].中国社会科学.2016,(8):66-89.

[127] 国家卫生和计划生育委员会.2017年中国卫生和计划生育统计年鉴[M].北京:中国协和医科大学出版社.2017.

[128] 高和荣.健康治理与中国分级诊疗制度[J].公共管理学报.2017,(2):139-144.

[129] 赵大海.我国医疗保障制度改革走向的论证[J].江西社会科学.2014(4):189-193.

[130] Zhao D, Zhang Z. Qualitative analysis of direction of public hospital reforms in China[J]. Frontiers of Medicine. 2018,12(2):218-223.

[131] 刘琳琳.社区医院患者满意度评价模型的建立与实证分析[J].实用医药杂志.2017,(11):1044-1045.

[132] 赵大海,张智若.江苏省公立医院患者满意度评估与提升的经验和借鉴[J].中华医院管理杂志.2016,32(10):799-800.

[133] Zhao D, Rao K, Zhang Z. Patient trust in physicians: Empirical evidence from Shanghai, China [J]. Chinese Medical Journal. 2016, 129(7):814-818.

[134] 王力男,杨中浩,何江江.社区卫生服务中心全面预算管理问题与对策[J].中国卫生经济.2017,36(11):66-68.

[135] Cleary PD. Evolving concepts of patient-centered care and the assessment of patient care experiences: Optimism and opposition [J]. Journal of Health Politics Policy & Law. 2016,41(4):675-696.

[136] Thayaparan AJ, Mahdi E. The Patient Satisfaction Questionnaire Short Form (PSQ-18) as an adaptable, reliable, and validated tool for use in various settings [J]. Medical Education Online. 2013, 18: 10.3402/meo.v18i0.21747.

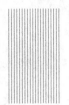

索 引

后　记

　　希波克拉底誓言，尤其是这句"我愿尽余之能力与判断力所及，遵守为病家谋利益之信条"让我相信医生就是白衣天使，也让我对医疗卫生行业产生了浓厚的兴趣。此外，后希波克拉底誓言当中"我保证履行由于我的专业我自愿承担的治疗和帮助病人的义务；我的义务是基于病人所处的软弱不利的地位，以及他必然给予我和我的专业能力完全信任；所以，我保证把病人多方面的利益作为我的专业伦理的第一原则"更使我坚信医疗卫生机构和医生必须是"公益"的代名词。希波克拉底誓言和后希波克拉底誓言，是我选择将卫生政策研究作为我毕生主要研究领域之一的最主要原因。

　　诚然，当前我国医疗卫生系统公益性严重不足，但我坚信这一定不是医疗卫生系统自身造成的，而是与整个社会体系，尤其是财政投入体系密不可分的。正是基于上述对医疗卫生系统公益性运行的信念，出版一部医疗卫生财政投入为主题的专著，在我脑海中已构思了很多年了。经过较长时间的筹划、构思和撰写，这本专著即将由上海交通大学出版社出版。本书的即将出版，使得我一方面非常开心，另一方面又诚惶诚恐。国内外已有众多的顶尖学者在医疗卫生财政投入领域做出了卓越的贡献。作为一名年轻的学者，尝试撰写本专著，难免存在不少的不足和错误。本人诚挚希望各位前辈、同仁提出宝贵的建议和意见，以提携和帮助我在科研道路上不断前进。除此之外，本书的有关实证数据主要来源于甘肃省和上海市。鉴于我国各地经济发展水平、医疗卫生发展水平具有巨大的差距，我会在未来的研究中尽可能收集到更多地区的实证数据，不断来补充和完善我国医疗卫生财政投入的研究。

本书的结尾也正是我在医疗卫生财政投入、医疗卫生服务机构公益性运行领域研究的新起点。我无数次地设想研制出医疗卫生公益性实现的方程式或数学模型，更希望研制出实现医生回归白衣天使的"灵丹妙药"。本书部分地回答了为何医生从白衣天使转变到了逐利性为主的凡夫俗子。然而，本书一定无法回答出全部的疑惑，更无法回答得出如何让医生回归到白衣天使、放弃逐利性回归公益性的全部答案。基于本书为起点，为了让医生回归白衣天使，让城市社区卫生机构回归到以公益性为工作动机的运行机制，我将矢志不渝，在该领域不断研究下去。

本书的完成，离不开各位前辈、领导、同事和朋友们的指导与关照。复旦大学的徐飚、程晓明两位教授是我选择该领域探索和研究的领路人。上海财经大学公共经济与管理学院原院长俞卫教授、财政部财政科学研究所（现中国财政科学研究院）原所长贾康教授在我的学术生涯的开始阶段给予了我重要的关照。美国哈佛大学现任教务长（Provost）、哈佛大学 Mallinckrodt 冠名讲席教授、斯坦福大学卫生政策研究中心时任主任 Alan M. Garber，斯坦福大学国际研究中心时任主任 Nick Hope 对于我当年在斯坦福大学做博士后研究期间给予了我巨大的指导和帮助。我于 2017年在哈佛大学拜访 Alan M. Garber 教授期间，他还对我的学术论文又进行了翔实的指导。美国医学科学院院士、耶鲁大学 Anna M. R. Lauder 冠名讲席教授 Paul Cleary，耶鲁大学 Ira V.

Hiscock 冠名讲席讲授、耶鲁大学生物统计系主任赵宏宇对我本人及其本书的写作都提供了巨大的帮助。甘肃省卫生计生委时任主任刘维忠，甘肃省卫生计生委时任主任助理、上海交通大学公共卫生学院教授张智若，对本书有关数据的收集提供了支持和帮助。上海市委宣传部副部长燕爽和第 28 期中青班的 14 位同学对我理解中国制度和道路自信帮助良多，使我由原先侧重于国外的理论研究转变到提炼中国故事。上海交通大学卫生政策研究中心的各位研究员，徐汇区副区长晏波、上海交通大学医学院附属瑞金医院党委书记杨伟国、附属新华医院原院长徐卫国、附属儿童医院院长于广军、徐汇区卫生计生委原主任刘诗强等对我帮助良多。上海交通大学党委组织部部长、国际与公共事务学院原党委书记曹友谊，上海交通大学国际与公共事务学院党委书记姜文宁，上海交通大学文科建设处处长、上海交通大学中国城市治理研究院常务副院长吴建南，上海交通大学国际与公共事务学院原院长胡伟、钟杨，上海交通大学国际与公共事务学院谢玮、彭勃、樊博、刘帮成、李振全、张录法、章晓懿、郭俊华、林冈、陈映芳、徐家良、张俊华等教授均对本人提供了重要的支持和帮助。除此之外，上海交通大学出版社的潘新主任和滕飞编辑对于本书出版付诸了大量心血。需要感谢的人还有太多，在此不再一一列举，但本人已感恩于心。

谨以此书献给我的父亲。

赵大海

2018 年 4 月 24 日于上海交通大学徐汇校园